BAND PILATES

국내 최초!

BAND PILATES

밴드 필라테스 교과서

김은아 AR필라테스 대표
지음

프로제

들어가며

이 책은 밴드라는 소도구만으로 필라테스의 장점들을 최대한 끌어내어 운동할 수 있는 방법들을 안내합니다. 필라테스 입문자부터 강사들까지 누구나 활용할 수 있도록 가급적 전문용어를 쓰지 않고 간단명료하게 설명했고 동작을 정확하고 선명하게 보여주는 데 중점을 두었습니다. 필라테스 운동의 핵심 특징 중 하나는 리포머와 같이 큰 기구를 사용하는 것이지만, 기구 필라테스는 언제 어디서나 필요할 때 운동을 하기 어렵다는 단점이 있지요. 그것을 보완하기 위해 기구와 유사한 저항력을 가진 가장 효과적 소도구인 밴드를 이용해 필라테스를 할 수 있게 안내하는 이 책이 나오게 되었습니다. 책을 보며 몇 번만 따라 해보면, 나중에는 책 없이도 어디에서나 밴드 필라테스를 할 수 있도록 독자 여러분의 시각에서 수많은 연구와 사진 촬영을 거쳤습니다. 기존에도 소도구를 이용한 필라테스를 소개한 책들이 몇 권 존재하지만 밴드만을 이용한 다양한 동작들을 집대성한 이 책에는 감히 "국내 최초"라는 수식어를 달았습니다. 이제 쉽고도 효율적으로 오래오래 밴드 필라테스를 즐기시길 바랍니다.

프로제 출판사 편집부

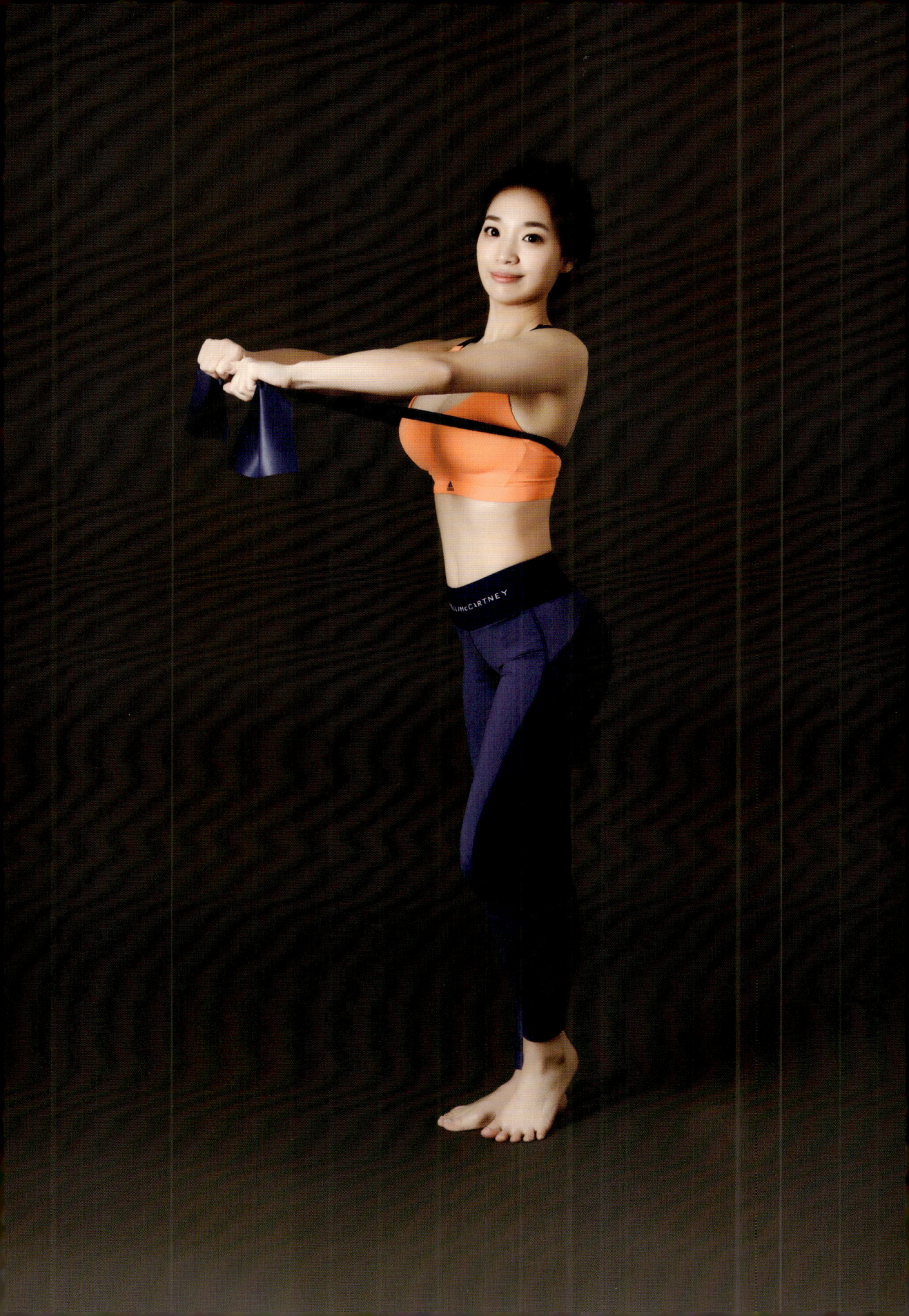

차례

들어가며 **004**

01 밴드 필라테스의 이해
01. 필라테스란 무엇일까? **010**
02. 밴드 필라테스는 무엇이 좋을까요? **012**
03. 필라테스 운동법의 6가지 기본 원리 **014**
04. 나에게 맞는 밴드를 고르는 방법 **016**
05. 필라테스 호흡법 **018**

02 상체 운동
01. Biceps curl 바이셉스 컬 **022**
02. Triceps extension 트라이셉스 익스텐션 **024**
03. Side lateral raise 사이드 레터럴 레이즈 **028**
04. Front lateral raise 프론트 레터럴 레이즈 **030**
05. Shoulder press 숄더 프레스 **032**
06. Rotator strengthner 로테이터 스트렝스너 **034**
07. Chest press 체스트 프레스 **036**
08. Arm circle 암 서클 **038**
09. Kneeling draw a sword 닐링 드로우 어 스워드 **041**
10. Side bend triceps 사이드 밴드 트라이셉스 **043**

03 하체 운동
11. Bridge 브릿지 **048**
12. Shoulder bridge 숄더 브릿지 **051**
13. Toe tap 토 탭 **054**
14. Clam 클램 **056**
15. Side lying single leg lift 사이드 라잉 싱글 레그 리프트 **059**
16. Single leg slide 싱글 레그 슬라이드 **061**
17. Single leg lift 싱글 레그 리프트 **063**
18. Thigh stretch 싸이 스트레치 **066**
19. Diagonal thigh stretch 다이애거널 싸이 스트레치 **068**
20. Feet in bend(double hamstring) 핏 인 밴드-더블 햄스트링 **073**
21. Frog 프로그 **077**
22. Single leg circle 싱글 레그 서클 **079**

Contents

04 코어 운동

23. Rolldown 롤다운 **084**
24. Rolldown + Twist 롤다운 + 트위스트 **087**
25. Curl up 컬 업 **090**
26. Hundred 헌드레드 **092**
27. Double leg stretch 더블 레그 스트레치 **095**
28. Single leg stretch 싱글 레그 스트레치 **098**
29. Side stretch 사이드 스트레치 **100**
30. Side bend 사이드 밴드 **102**
31. Teaser 티저 **104**

05 측면 운동

32. The saw 더 소우 **110**
33. Swan 스완 **114**
34. Standing hip extension 스탠딩 힙 익스텐션 **116**
35. Lunging rhomboids 럼보이드(능형근) 운동 **119**
36. Chest expansion 체스트 익스팬션 **121**
37. Row back 로우 백 **128**
38. Double leg kick 더블 레그 킥 **130**
39. Pointer 포인터 **133**

06 필라테스 스트레칭

40. Stretching-Neck 목 스트레칭 **138**
41. Stretching-Shoulder 어깨 스트레칭 **140**
42. Leg stretching 다리 스트레칭 **142**
43. Leg stretching-Quadriceps 대퇴사두근 스트레칭 **145**
44. Gluteus stretching 엉덩이 스트레칭 **149**
45. Rolling like a ball 롤링 라이크 어 볼 **151**

마치며 **156**

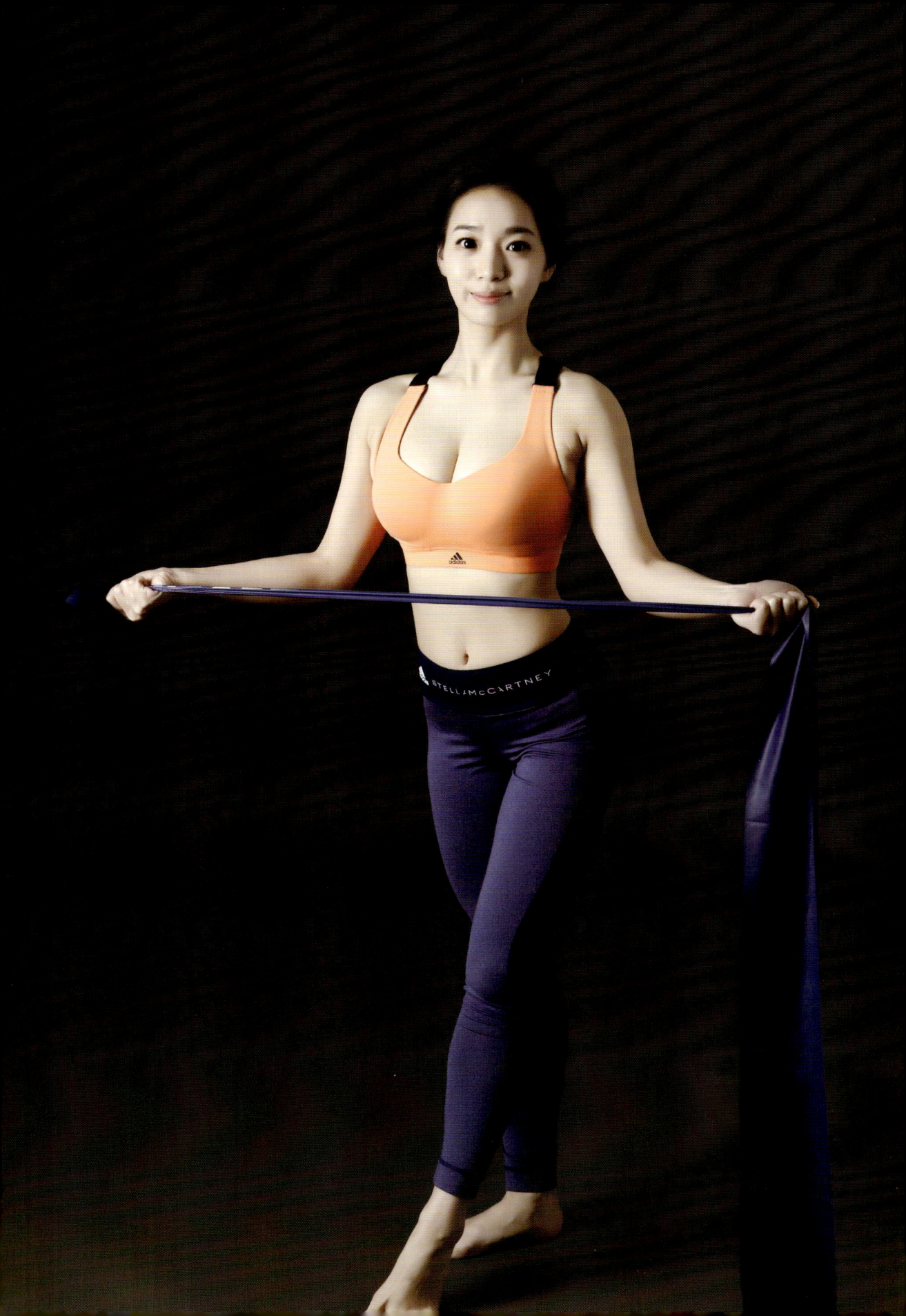

01

밴드 필라테스의 이해

01. 필라테스란 무엇일까?
02. 밴드 필라테스는 무엇이 좋을까요?
03. 필라테스 운동법의 6가지 기본 원리
04. 나에게 맞는 밴드를 고르는 방법
05. 필라테스 호흡법

01
필라테스란 무엇일까?

필라테스는 1900년대 독일인 조셉 필라테스 Joseph Pilates(1883~1967)에 의해 창시된 운동으로, 코어(Core)라고 하는 몸의 중심을 단련시켜 신체의 전반적인 균형과 협응력을 기르는 것을 목표로 합니다. 몸 전체 근육의 긴장도를 일정하게 유지해주고 유연성과 근력을 키움으로써 바른 자세와 신체의 기능을 효율적이고 유연하게 만들어줍니다.

기본적으로 반복된 동작을 통해 연속적으로 근육을 단련하면서 통증이 거의 없이 근육을 강화하는 것이 특징입니다. 특히 파워하우스(Power house)라고 불리는 아랫배와 엉덩이 부위가 중점적으로 단련됩니다. 이 부분이 몸의 중심이기 때문이지요. 각 동작을 하면서 정신을 집중해야 하며, 한 동작에서 다음 동작으로 넘어갈 때 자연스럽고 유연한 흐름을 느끼며 움직여야 한답니다.

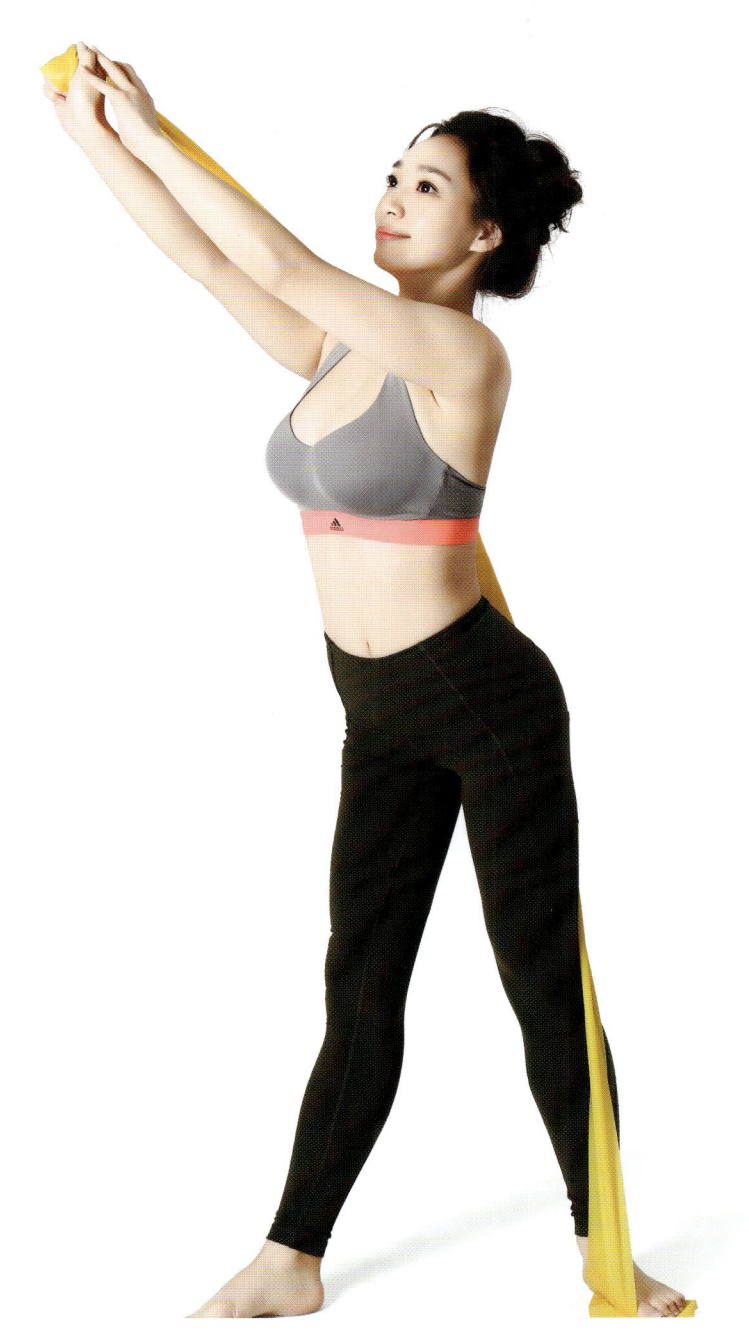

02

밴드 필라테스는 무엇이 좋을까요?

필라테스 운동에는 맨손과 소도구로 기구 없이 할 수 있는 동작들도 있고 캐딜락, 리포머, 체어 스프링의 탄성을 운동 저항으로 활용하는 동작들도 있습니다. 밴드를 이용한 필라테스 운동법은 밴드의 탄성을 운동 저항으로 이용해 운동 하는 간편하면서도 효율적인 방법으로, 기구가 없이도 정통 필라테스 기구인 캐딜락, 리포머 등의 기구를 이용한 운동과 비슷한 운동효과를 낼 수 있습니다. 밴드를 이용한 운동으로 전신 근육의 균형적인 발달을 느낄 수 있을 것입니다.

밴드 필라테스의 효과
- 척추에 가하는 압력이 최소화된 운동이므로 척추 질환에 효과적이다.
- 바른 자세를 갖게 된다.
- 요가를 했을 때의 효과와 같은 유연성을 기를 수 있다.
- 울퉁불퉁하고 큰 근육이 아니라 매끈하고 여성스러운 근육을 만들 수 있다.
- 신선한 느낌으로 몸과 마음을 동시에 편안하게 할 수 있다.
- 올바른 호흡과 함께 하면 납작한 복부와 늘씬한 체형을 가질 수 있다.

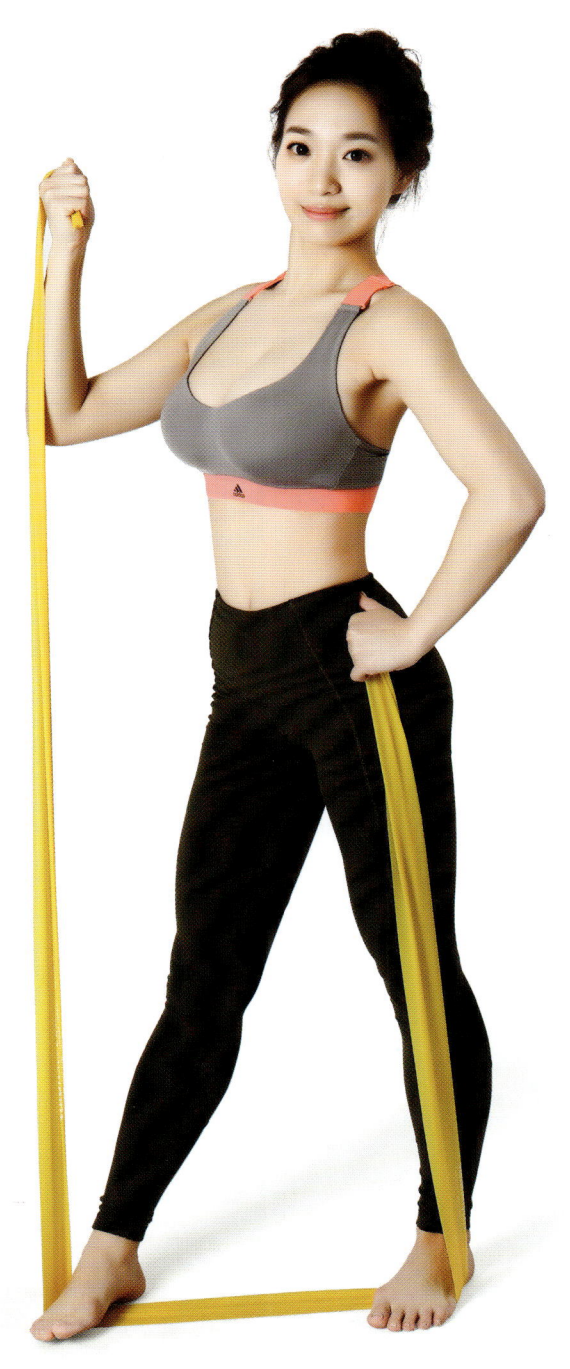

03

필라테스 운동법의 6가지 기본 원리

1. 집중 (Concentration)

"필라테스는 몸과 마음, 그리고 정신의 완벽한 협응이다."
몸과 마음의 연결은 필라테스의 핵심이며, 몸과 마음을 연결하는 열쇠는 집중력입니다. 운동을 하는 동안, 움직이는 신체 부위뿐만 아니라 움직이고 있지 않은 나머지 부분도 인식하고 있어야 합니다.

2. 호흡 (Breathing)

필라테스는 요가와 마찬가지로 완전하고 깊은 호흡을 요구합니다. 그러나 필라테스에서는 요가와 달리 코로 숨을 들이 마시고, 입으로 내뱉습니다. 깊게 숨을 들이마시고 내쉬는 것은 모든 필라테스 운동의 필수 요소입니다. 의식적인 필라테스 호흡법은 운동시 사용되는 근육에 산소를 공급함으로써 근육의 이완을 돕고 집중력을 향상시켜 정확한 움직임을 가능케 해줍니다.

3. 중심화 (Centering)

필라테스에서의 모든 동작은 몸의 중심(Center)에서 시작됩니다 해부학적으로, 우리 몸의 중심은 큰 근육들을 연결시켜주며 복부 부위 깊은 곳에 위치한 근육을 말합니다. 중심부에서 우리는 척추와 주요 장기를 지지하고, 등을 강화하고 자세와 정렬을 개선합니다. 움직임을 중심에부터 시작하여 모든 신체의 근육 기능과 발달을 보다 효율적으로 도와줍니다.

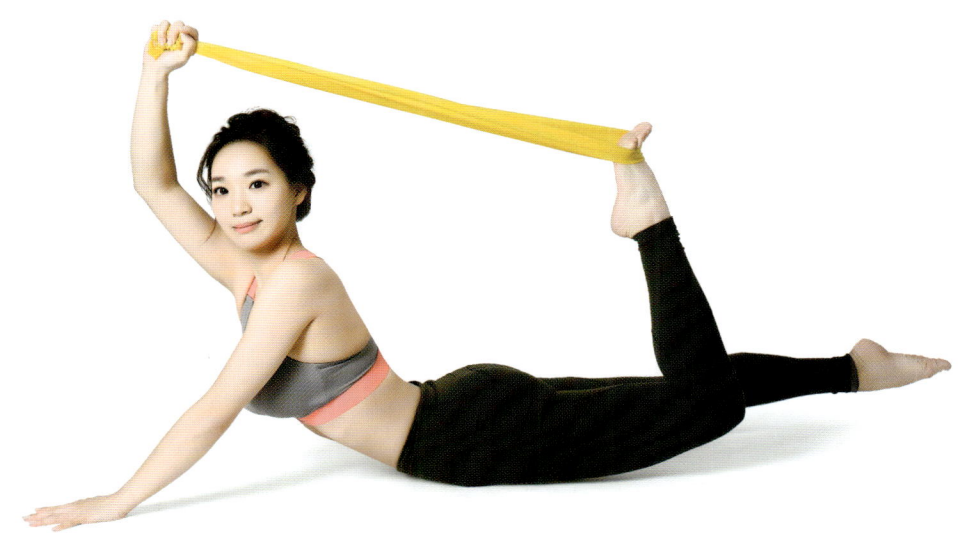

4. 정확성 (Precision)

필라테스 동작은 신체의 바른 정렬 상태를 유지하여 정확하게 움직여야 합니다. 각 신체의 방향과 위치를 정확하게 하여 동작을 진행해야 합니다. 모든 움직임에는 목적이 있고 운동법에는 올바른 움직임을 위한 것입니다.

5. 조절 (Control)

필라테스에서 조절은 모든 운동의 질을 위한 필수입니다. 조절은 동작의 움직임과 형태를 이해하고 그 동작을 유지하는 상태입니다. 근육의 과도한 사용은 필라테스의 원칙이 아닙니다. 조절이 없는 운동이나 몸의 움직임은 부상을 유발할 수 있습니다. 그러나 조절을 통한 동작은 긍정적인 효과로 나타납니다.

3. 흐름 (Flowing Movement)

필라테스의 모든 움직임은 동작과 동작 사이에 연결을 부드럽게 흐르도록 합니다. 필라테스 동작의 흐름은 관절에 가해지는 압력을 줄여 매끄럽고 기능적인 움직임을 만들어줍니다. 동작을 할 때 흔들리거나 빠르게 움직이지 않도록 해야 합니다.

04

나에게 맞는
밴드를 고르는 방법

밴드는 온라인에서 쉽게 구매할 수 있는데요, 필라테스 밴드를 구입하기 위해 검색을 해보면 다양한 종류의 탄성밴드를 볼 수 있습니다. 브랜드도 다양하지만 같은 브랜드의 밴드에도 색상이 여러 가지가 있어, 밴드를 고르실 때 어려움을 느낄 수도 있어요. 밴드는 탄성의 강도에 따라 색상이 다르답니다. 초보자용부터 고급자용까지 다양한 종류의 밴드가 있기 때문에 본인에게 맞는 강도의 밴드를 선택하시면 좋을 것 같아요. 저는 제가 운영하고 있는 스튜디오 회원님들에게 가장 약한 강도보다 바로 윗단계 강도의 밴드를 추천하는 편입니다.

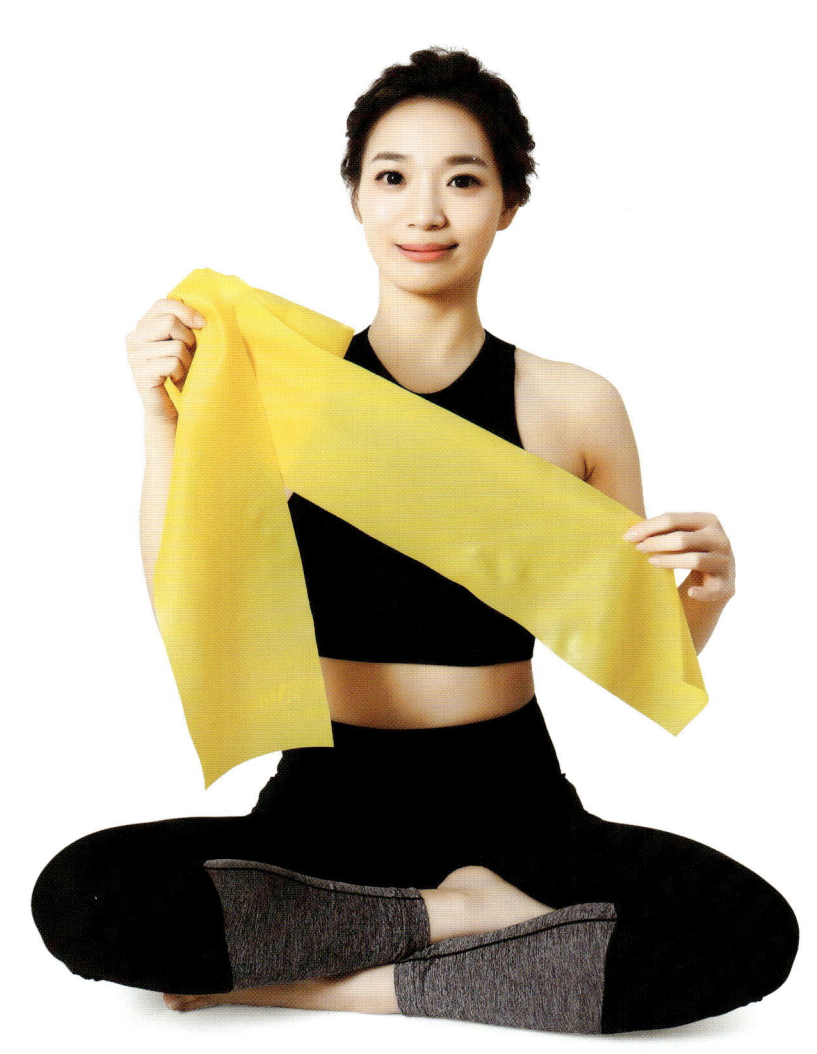

05

필라테스 호흡법

필라테스에서 가장 중요하면서 기본이 되는 동작은 바로 호흡입니다. 필라테스 호흡법에 따라 밴드 운동을 해주면 더욱 큰 효과를 볼 수 있습니다. 그러므로 이 책에서 안내하는 모든 동작들은 필라테스 호흡법을 염두에 두고 해야 합니다. 필라테스에서는 코로 숨을 들이 숨을 들이마시며 흉곽을 늘려주고, 입으로 내뱉으며 흉곽을 닫고 복부를 조이는 '흉곽 호흡법'을 해야 합니다. 의식적인 필라테스 호흡법은 운동을 할 때 사용되는 근육에 산소를 공급함으로써 근육의 이완을 돕고 집중력을 향상시켜 보다 정확한 움직임을 할 수 있도록 도와줍니다.

- 코로 호흡을 깊게 숨을 들이마시며 흉곽을 최대한으로 늘려줍니다. 이때 어깨가 으쓱 올라가거나 가슴이 함께 올라가지 않고, 흉곽부터 하복부까지 팽팽해지도록 늘려줍니다.
- 입으로 "후~" 내쉬는 숨에 늘린 흉곽을 닫아주고 배꼽은 척추쪽으로 당긴다는 느낌으로 복부도 수축해줍니다.

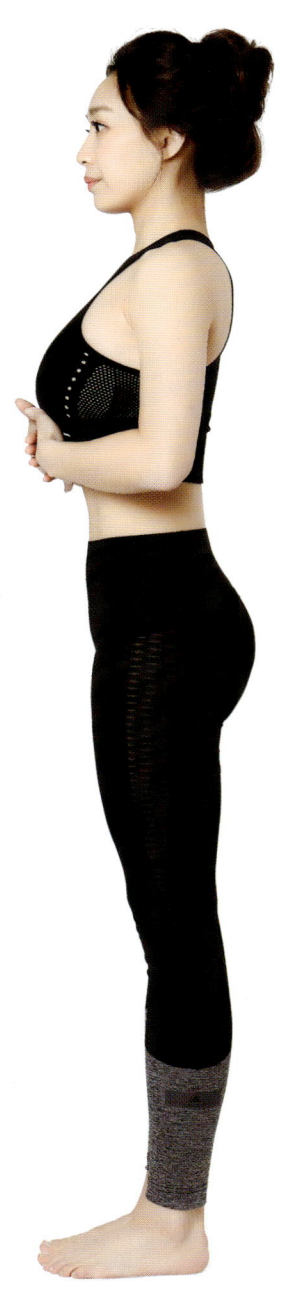 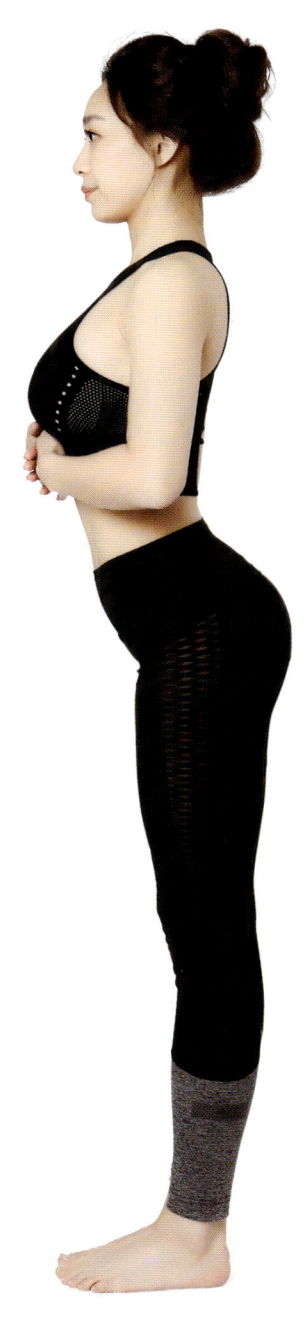

바른 자세   잘못된 자세

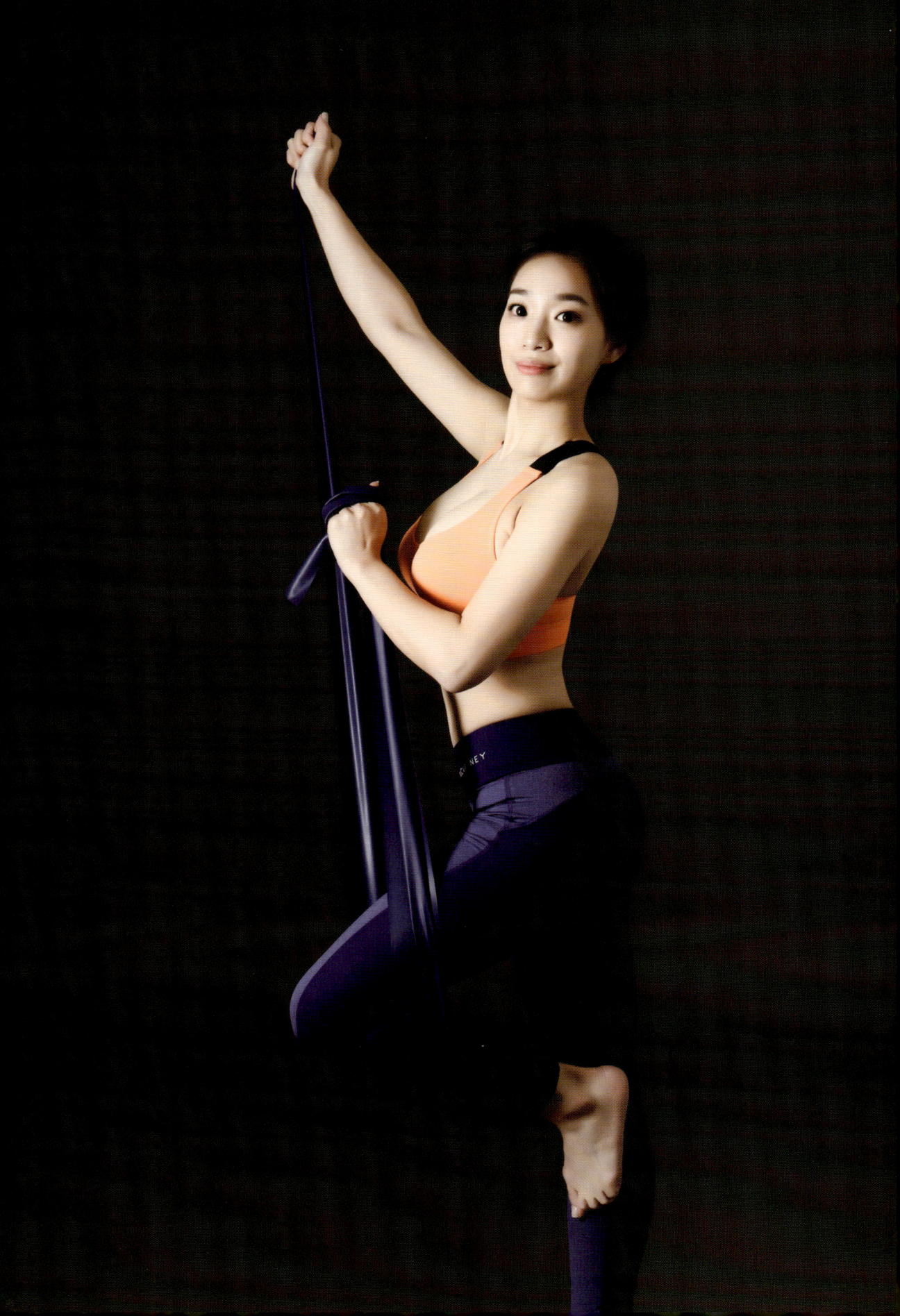

02

상체 운동

01. Biceps curl 바이셉스 컬
02. Triceps extension 트라이셉스 익스텐션
03. Side lateral raise 사이드 레터럴 레이즈
04. Front lateral raise 프론트 레터럴 레이즈
05. Shoulder press 숄더 프레스
06. Rotator strengthner 로테이터 스트렝스너
07. Chest press 체스트 프레스
08. Arm circle 암 서클
09. Kneeling draw a sword 닐링 드로우 어 스워드
10. Side bend triceps 사이드 밴드 트라이셉스

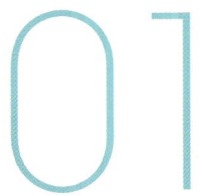

바이셉스 컬
Biceps curl

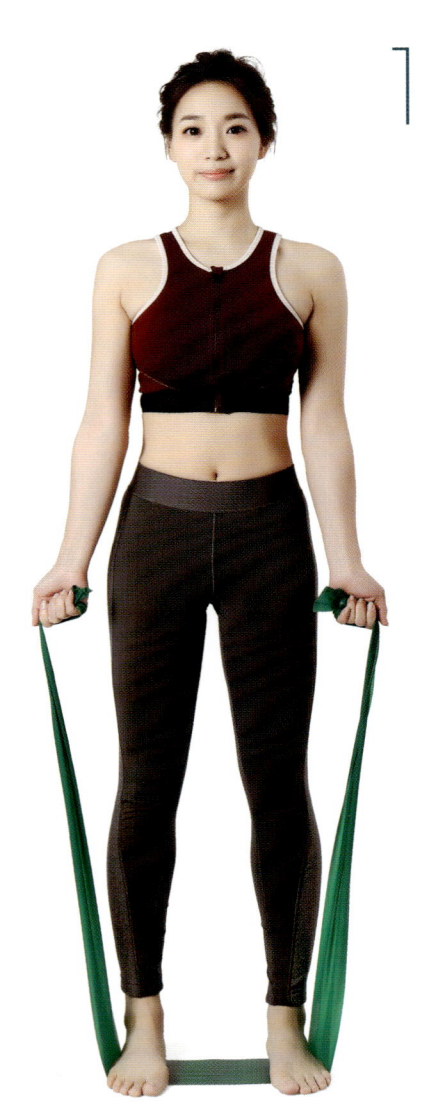

1

시작 자세
- 양발은 골반 넓이로 벌려 밴드를 밟고, 척추를 곧게 펴고 섭니다.

- 몸이 흔들리지 않도록 중심을 잡고 숨을 내쉬며 손바닥이 몸쪽을 향하도록 팔꿈치를 구부립니다.
- 숨을 들이마시며 팔꿈치를 펴면서 시작 자세로 돌아옵니다.

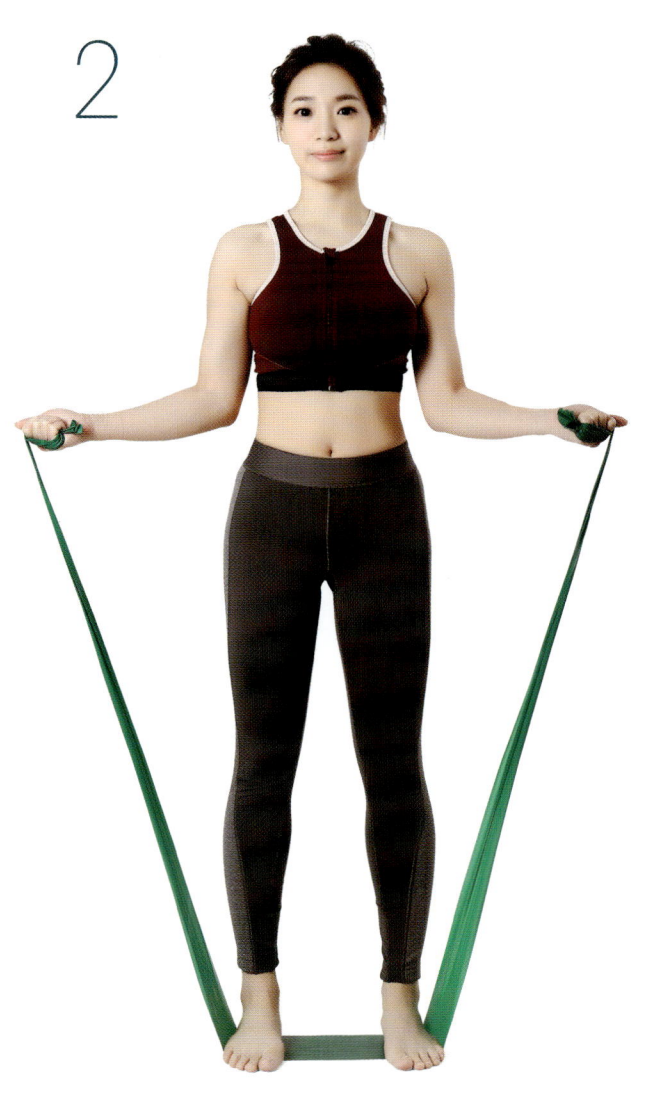
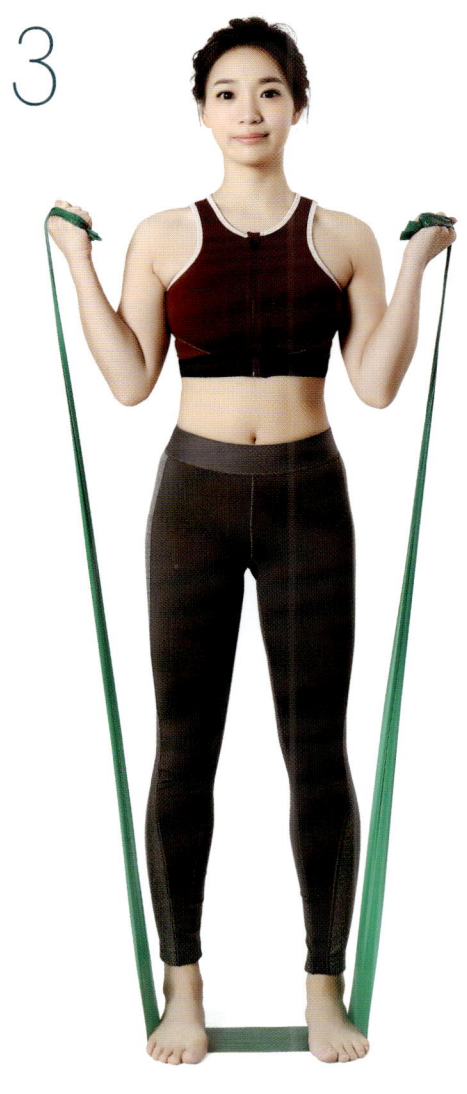

02 트라이셉스 익스텐션
Triceps extension

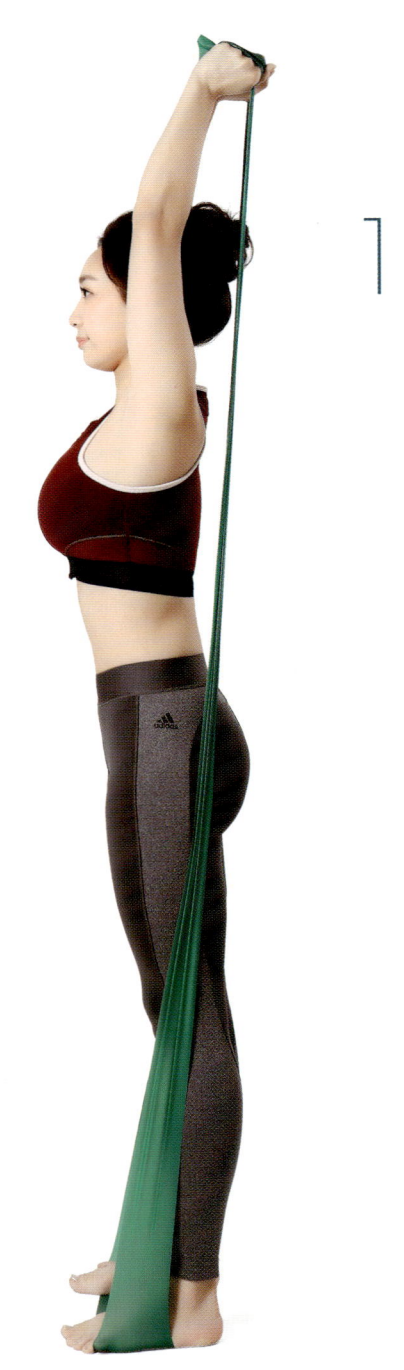

1

시작 자세

- 양발은 골반 넓이로 밴드를 밟고 척추를 곧게 세우고 밴드를 잡은 양손을 머리 위로 뻗어줍니다.

- 숨을 들이마시며 팔꿈치를 고정한 채로 양손을 머리 뒤로 넘겨 팔 근육을 충분히 이완시킵니다.

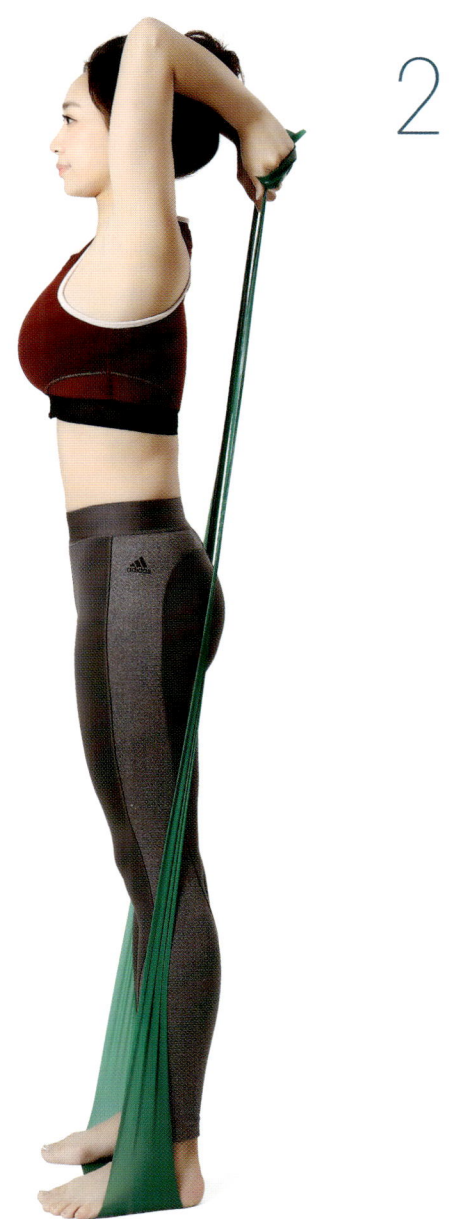

2

■ 숨을 내쉬며 팔꿈치를 고정한 채로 양손을 머리 위로 모으며 뻗어 줍니다.

3

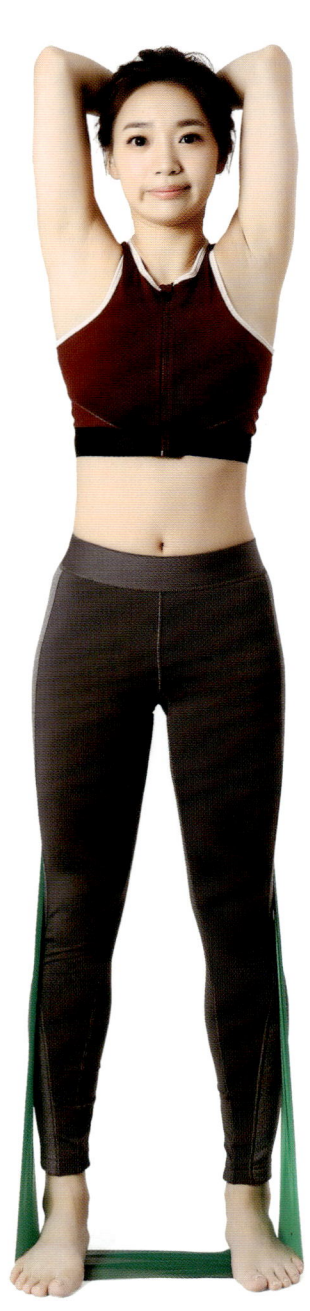

4

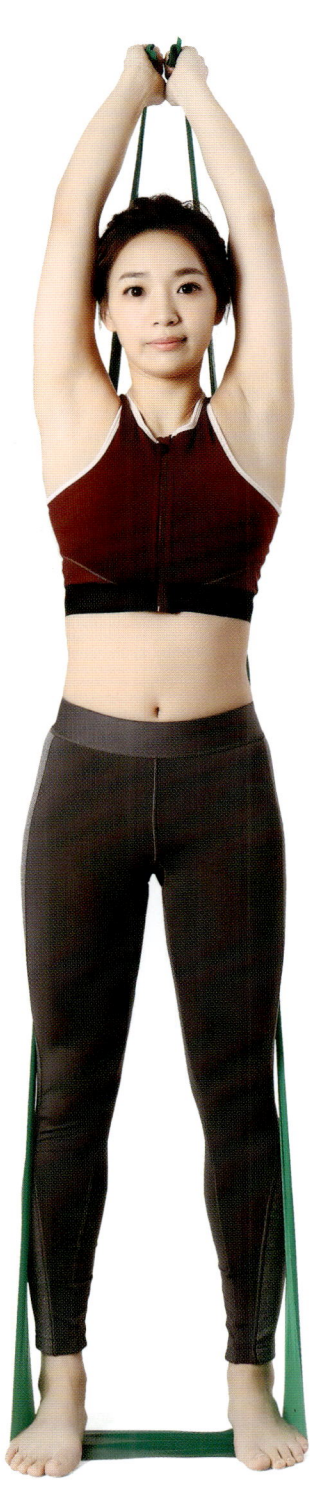

03 사이드 레터럴 레이즈
Side lateral raise

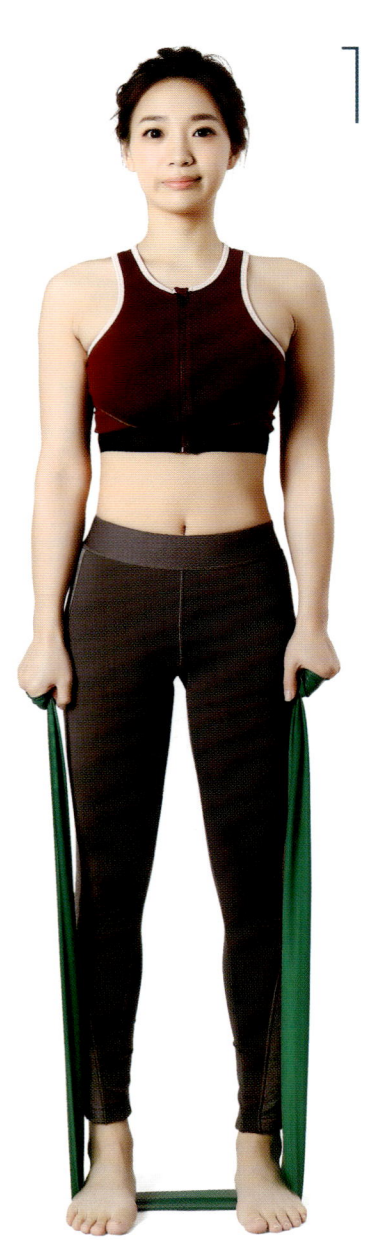

1

시작 자세

- 양발은 골반 넓이로 밴드를 밟고 척추를 곧게 세우고 밴드를 잡은 양손은 손등을 바깥쪽으로 향하게 하여 골반 옆에 내려놓습니다.

- 숨을 내쉬며 복부를 수축하고 양팔을 몸에서부터 더 멀리 뻗어낸다는 느낌으로 어깨 높이만큼 올려줍니다.
- 숨을 들이마시며 시작 자세로 돌아옵니다.

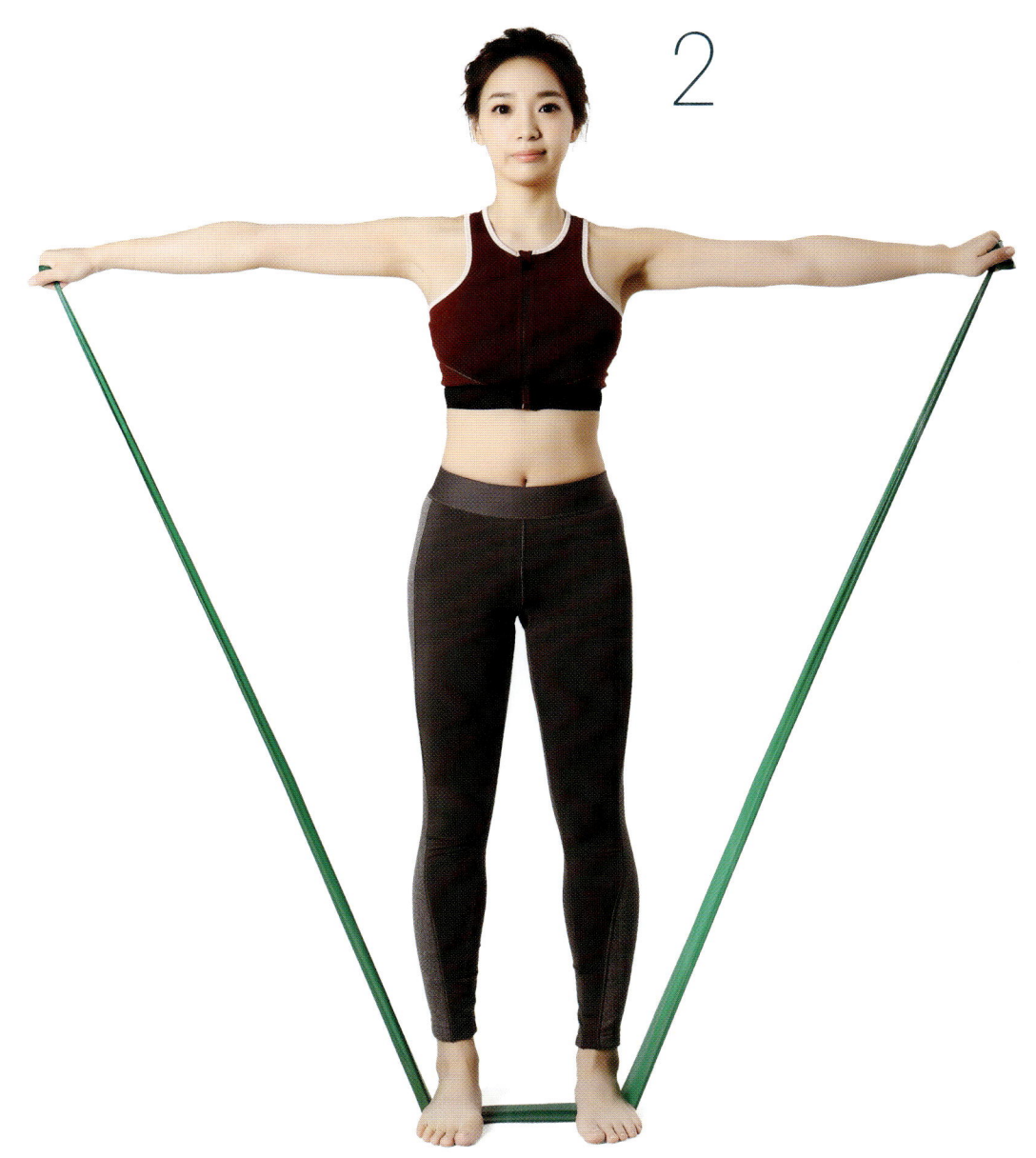

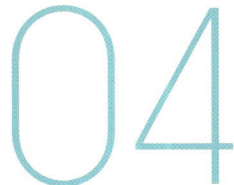

프론트 레터럴 레이즈
Front lateral raise

1

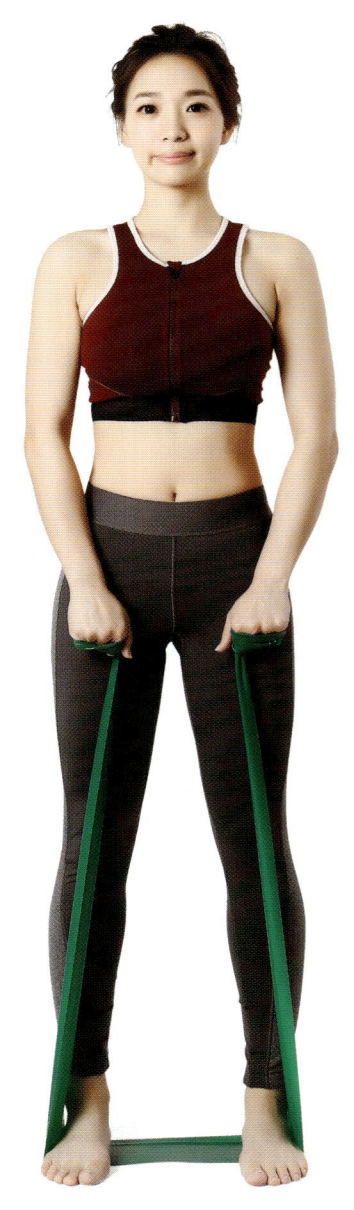
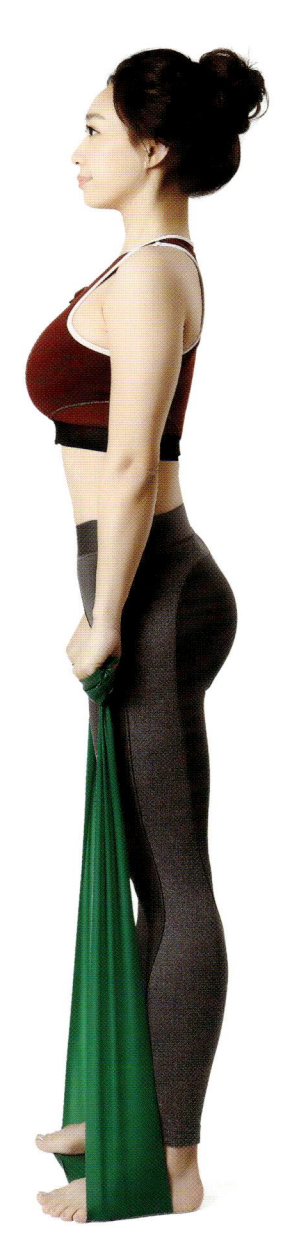

시작 자세

- 양발은 골반 넓이로 밴드를 밟고 척추를 곧게 세우고 밴드를 잡은 양손은 손등이 앞쪽을 향하게 하여 내려놓습니다.

- 숨을 내쉬며 복부를 수축하고 양팔을 더 멀리 뻗어낸다는 느낌으로 어깨 높이만큼 당겨 올려줍니다.
- 숨을 들이마시며 1번의 시작 자세로 돌아옵니다.

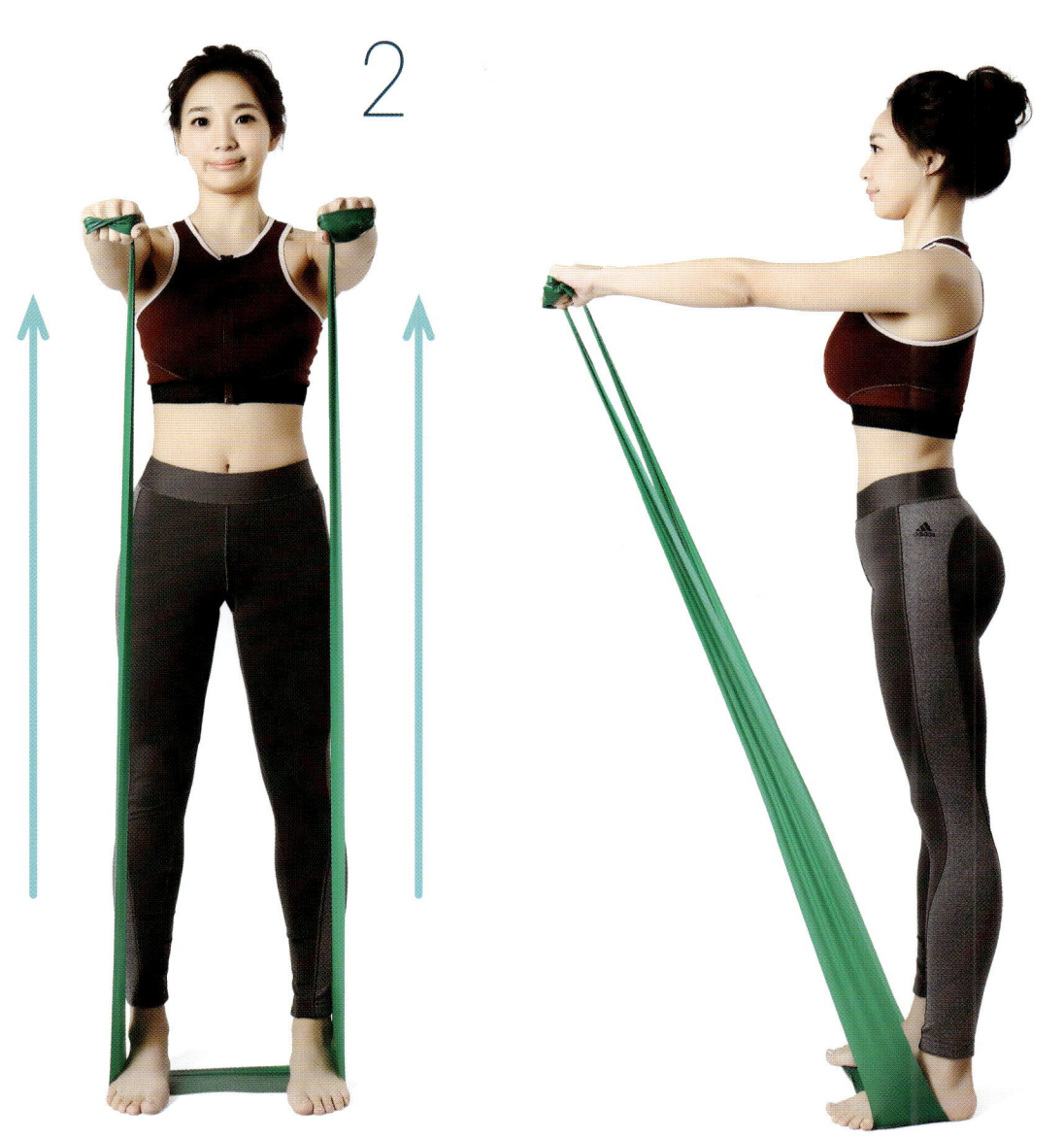

05 숄더 프레스
Shoulder press

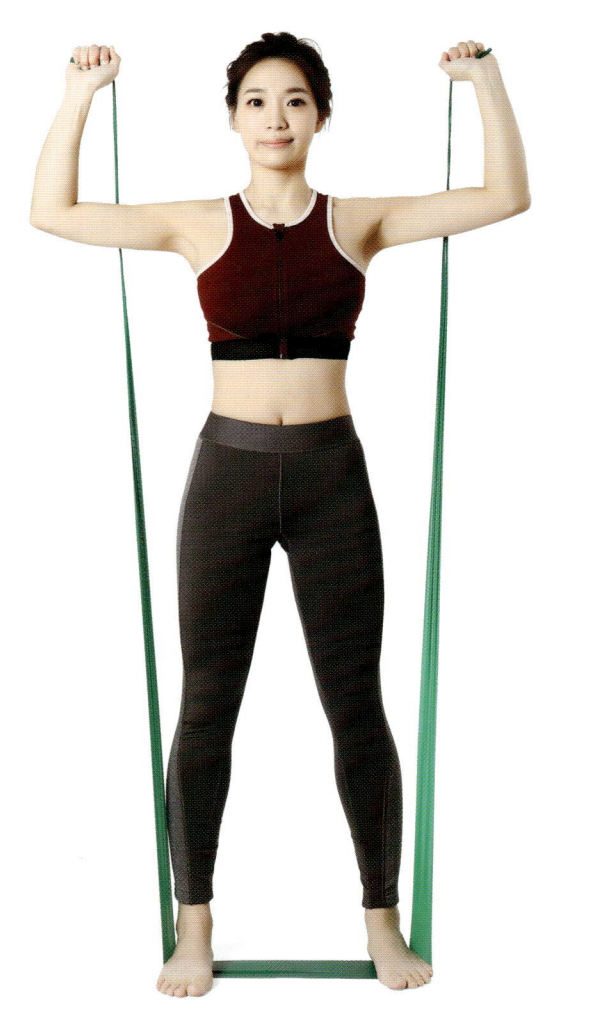

1

시작 자세
- 양발은 골반 넓이로 밴드를 밟은 상태에서 척추를 곧게 세우고 밴드를 잡은 양손은 손바닥이 앞쪽을 향하게 한 채 팔꿈치를 구부려 사각형을 만드세요.

- 숨을 내쉬며 복부를 수축하고 밴드를 잡은 손을 머리 위로 뻗어 줍니다.

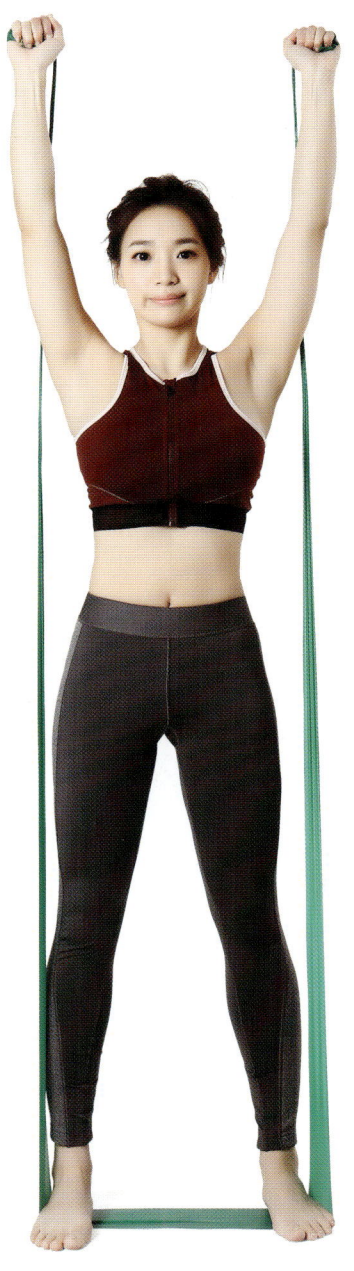

2

- 숨을 들이마시며 시작 자세로 돌아옵니다.

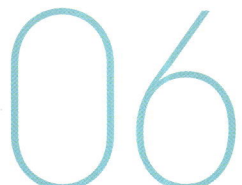
로테이터 스트렝스너
Rotator strengthner

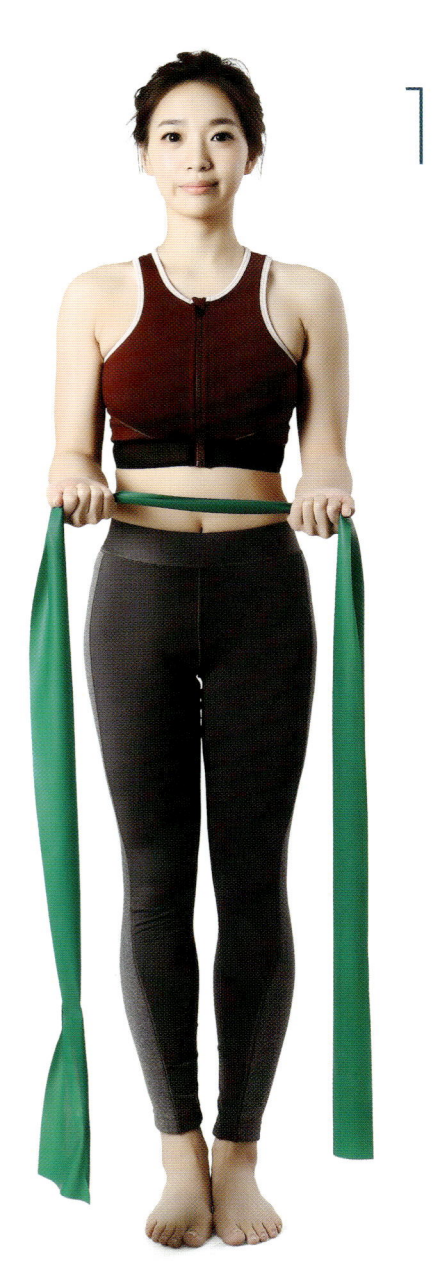

1

시작 자세
- 팔꿈치를 몸에 붙이고 손등이 바닥을 향하도록 밴드를 잡고 섭니다.

- 숨을 내쉬며 팔꿈치를 몸에 붙인 상태에서 팔을 옆으로 젖혀줍니다. 이 때 팔꿈치가 뒤로 빠지지 않도록 합니다.
- 숨을 들이마시며 시작 자세로 돌아옵니다.

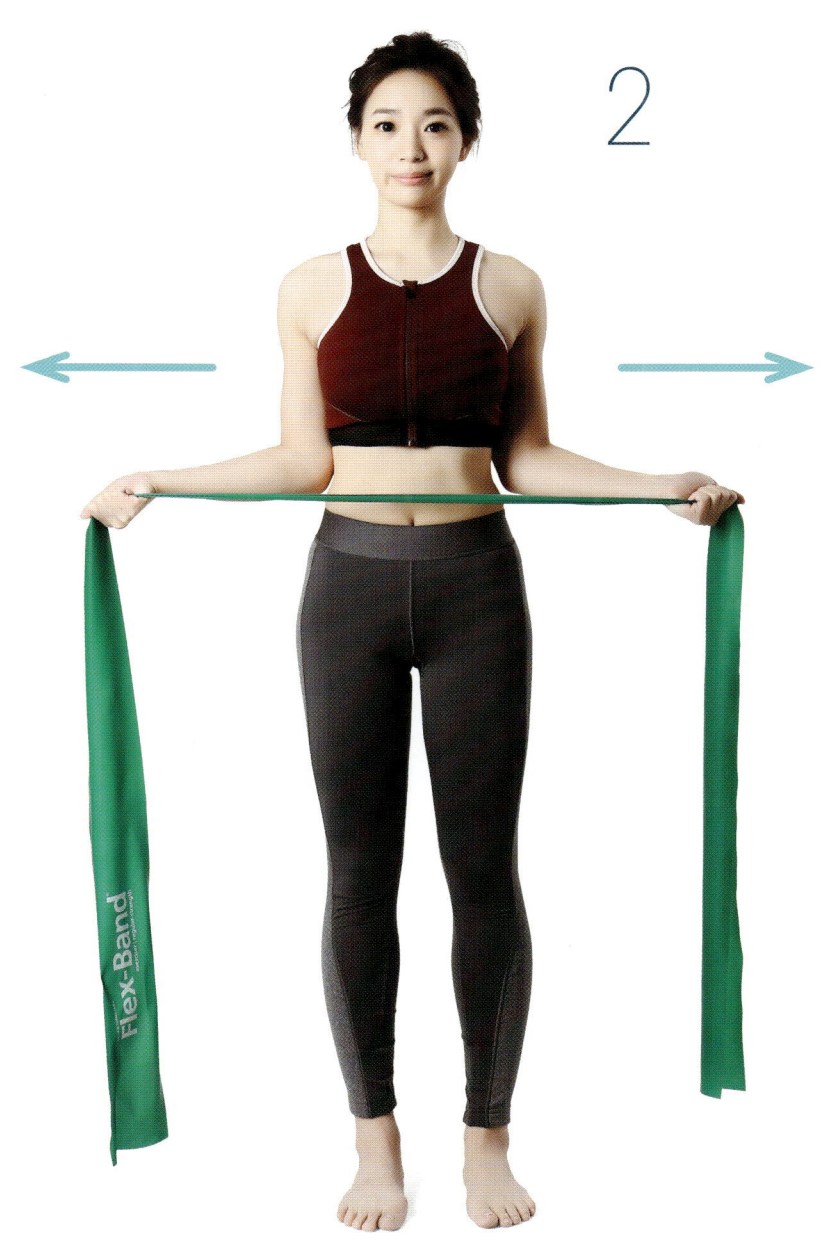

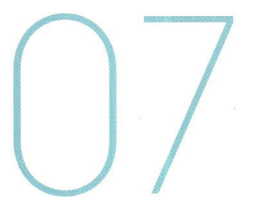

07 체스트 프레스
Chest press

1
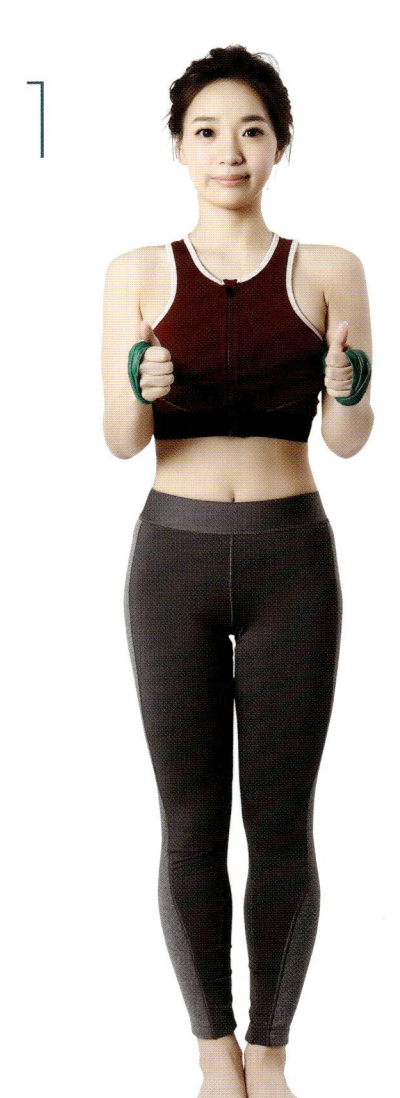

2
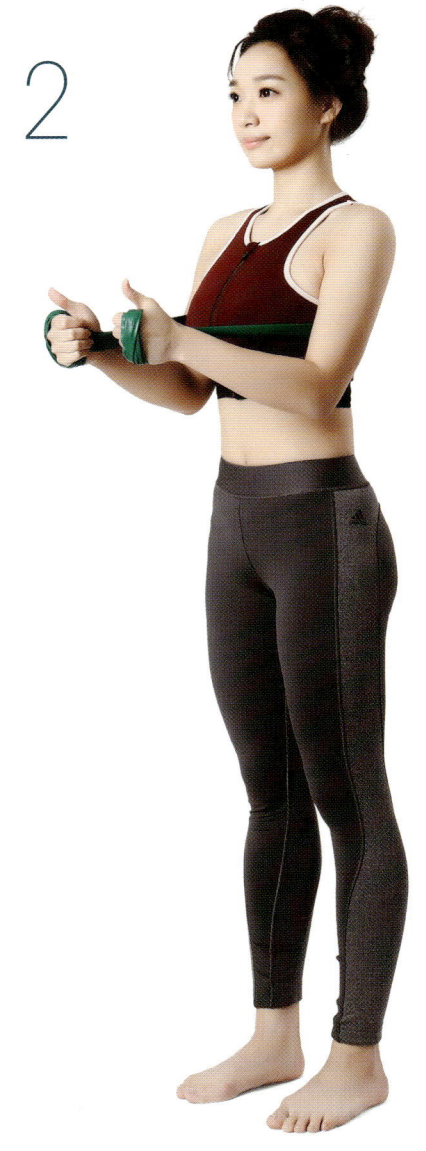

시작 자세

- 양발은 골반 넓이로 밴드를 밟고 척추를 곧게 세우고 밴드를 잡은 양손은 손등이 앞쪽을 향하게 하여 내려놓습니다.

- 숨을 내쉬며 몸통이 움직이지 않도록 복부를 수축하고 양팔을 앞으로 뻗어줍니다. 이때 날개뼈가 앞으로 나오지 않도록 주의합니다.
- 숨을 들이마시며 시작 자세로 돌아옵니다.

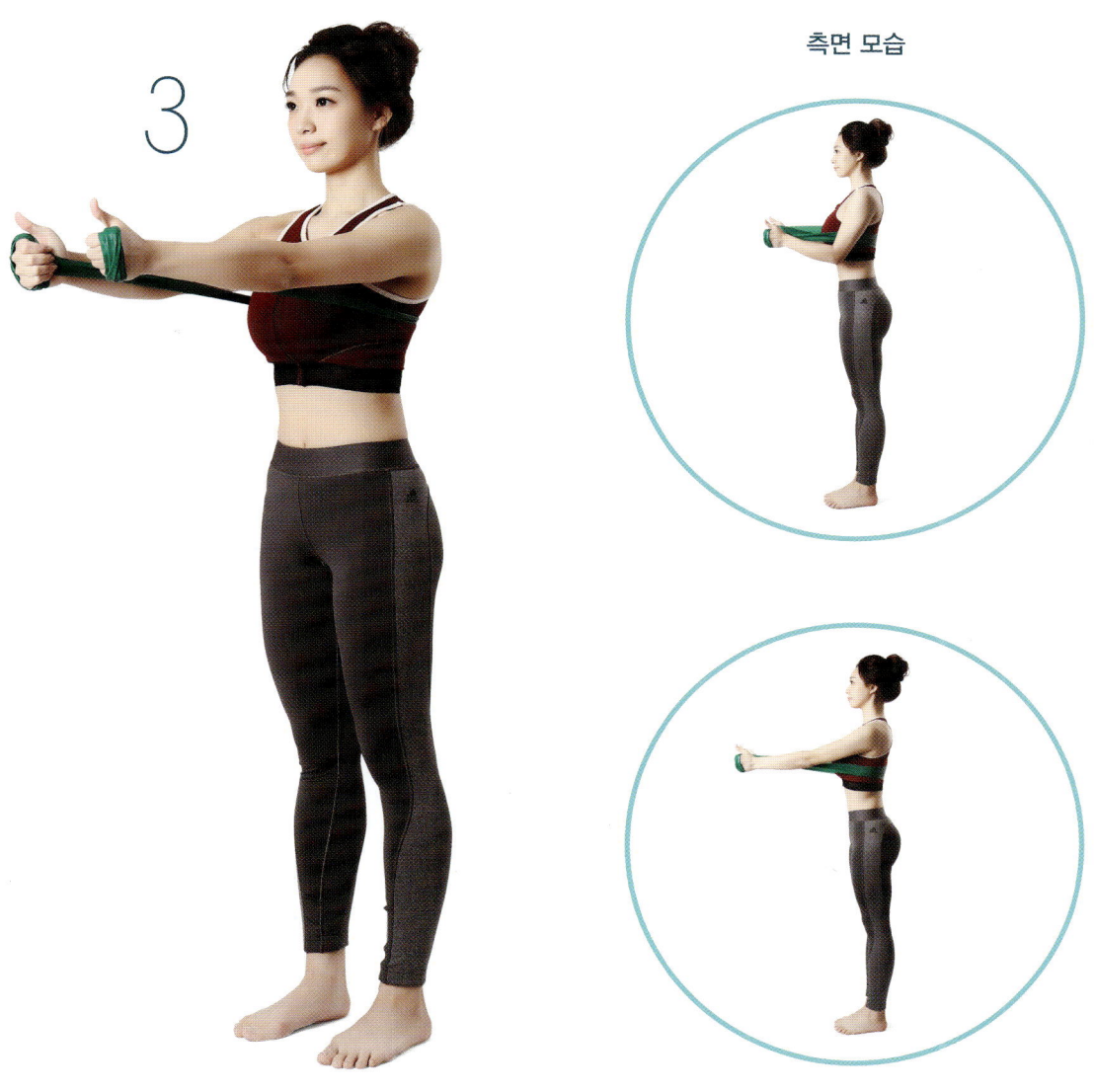

측면 모습

08 암 서클
Arm circle

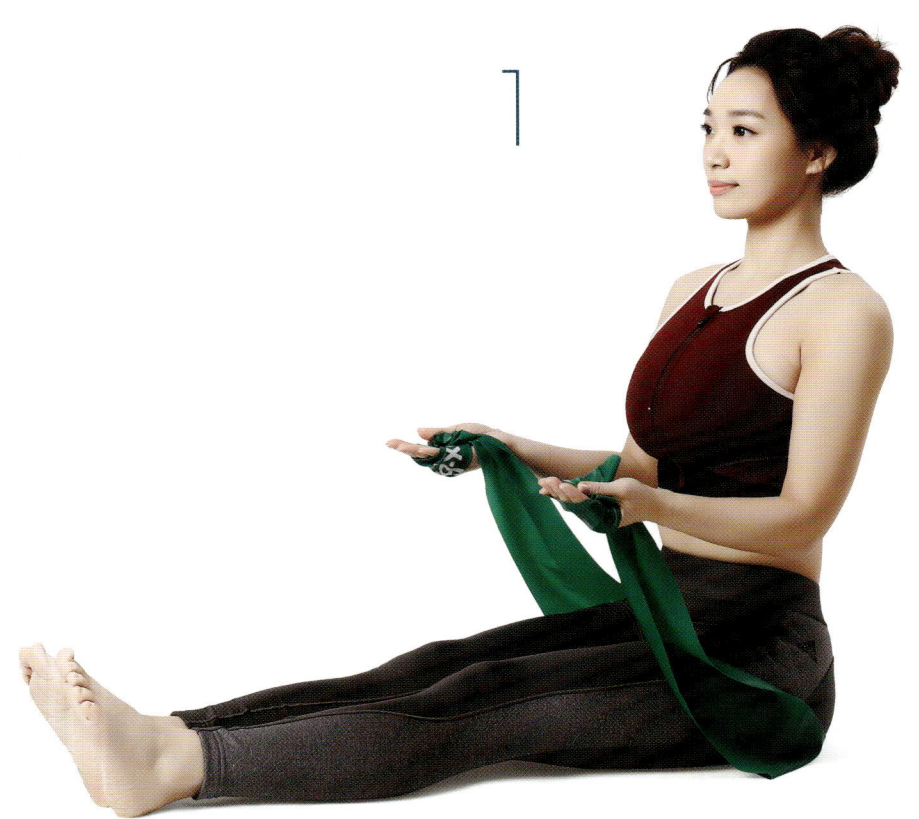

1

시작 자세

- 밴드 위에 척추를 곧게 펴고 앉아 팔꿈치를 구부려 몸에 붙이고 손바닥이 하늘을 향하도록 합니다.

■ 숨을 내쉬며 어깨가 올라가지 않도록 귀와 어깨가 멀어지게 하고 팔꿈치를 펴고 양손을 앞으로 밀어줍니다.

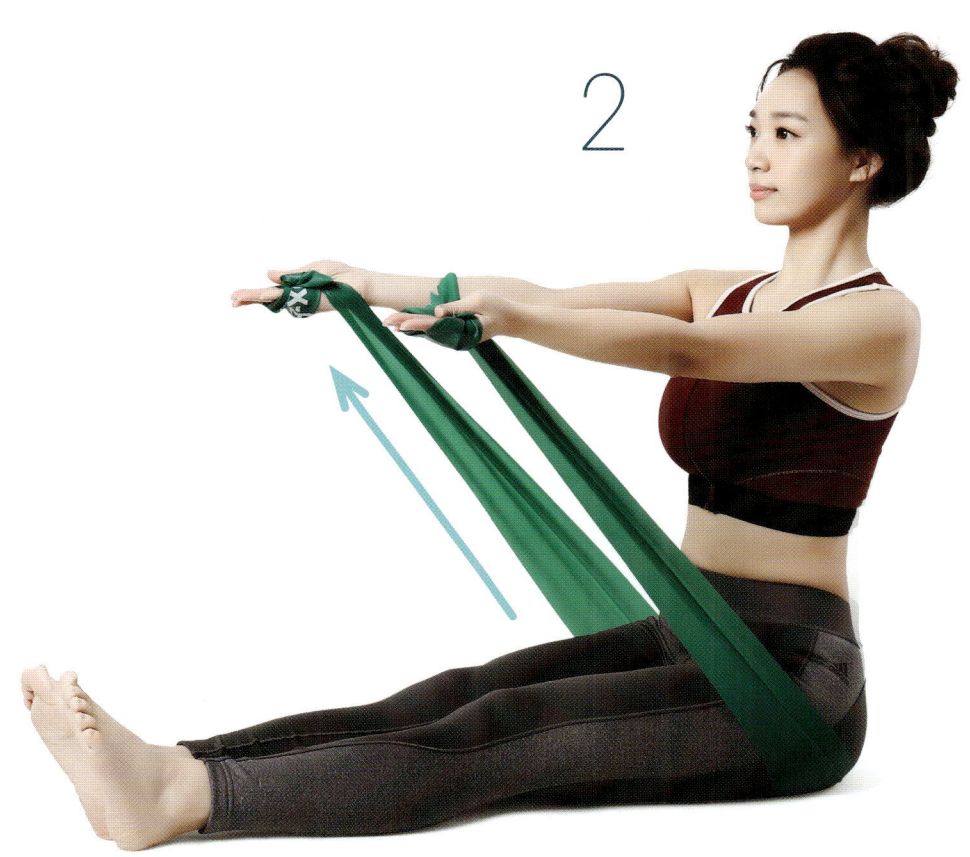

- 숨을 들이마시며 팔을 옆으로 보내면서 원을 그리며 시작 자세로 돌아옵니다.

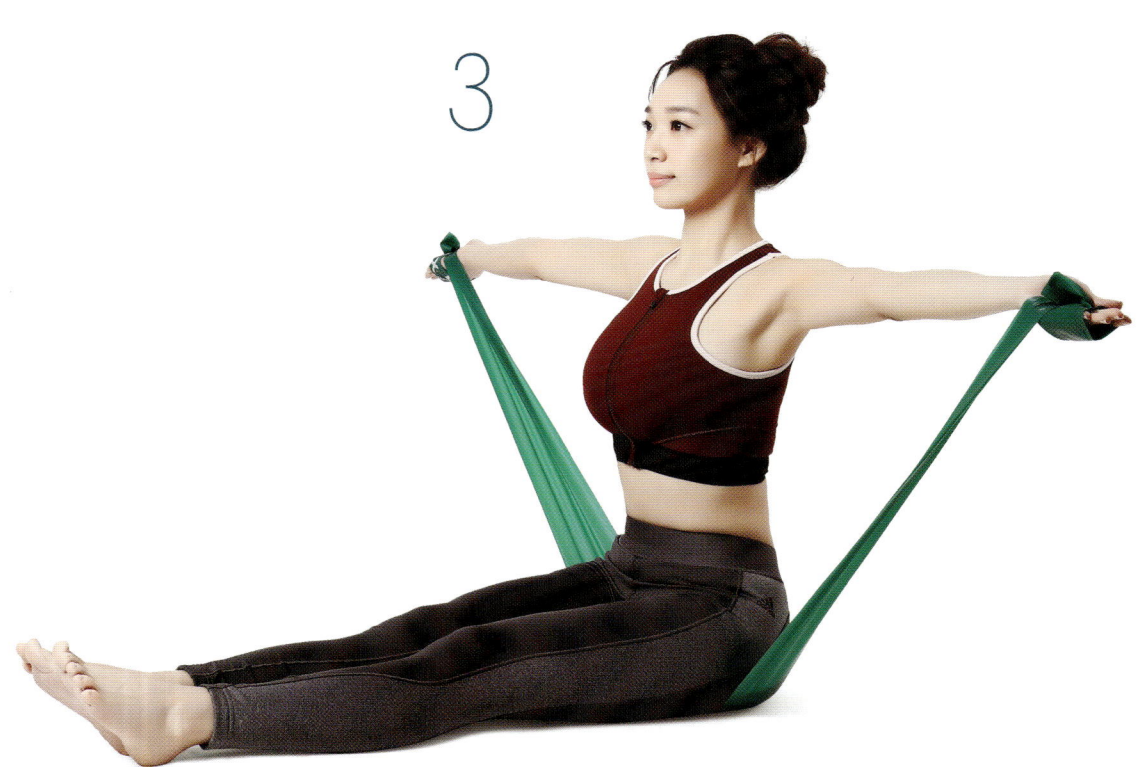

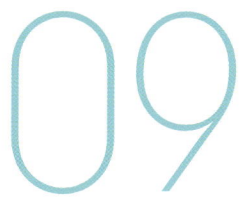

닐링 드로우 어 스워드
Kneeling draw a sword

1

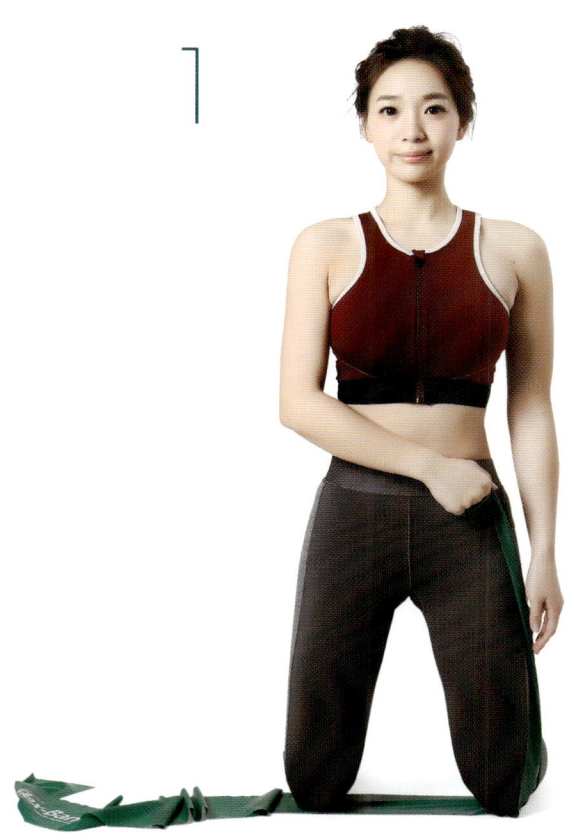

> 시작 자세

- 무릎으로 지탱하고 서서 밴드를 눌러주고 손을 교차하여 밴드를 잡아 골반 앞에 둡니다.

⚠ 복부와 둔부(엉덩이)를 수축하여 몸통이 흔들리지 않도록 안정성을 유지합니다.

⚠ 골반이 뒤로 밀리지 않도록 합니다.

- 숨을 내쉬며 몸을 가로질러 밴드를 잡아당깁니다.
- 숨을 들이마시며 팔꿈치를 구부리면서 시작 자세로 돌아옵니다.

2

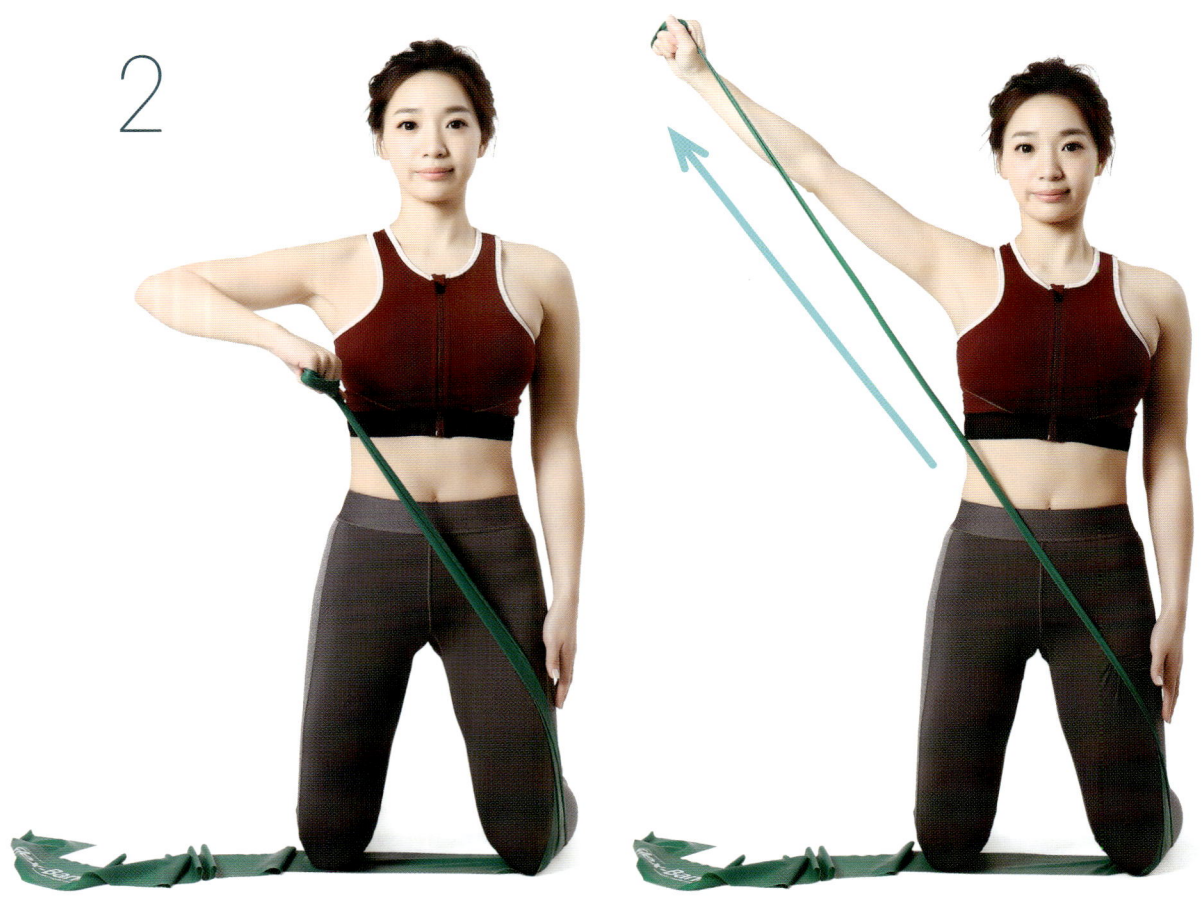

10 사이드 밴드 트라이셉스
Side bend triceps

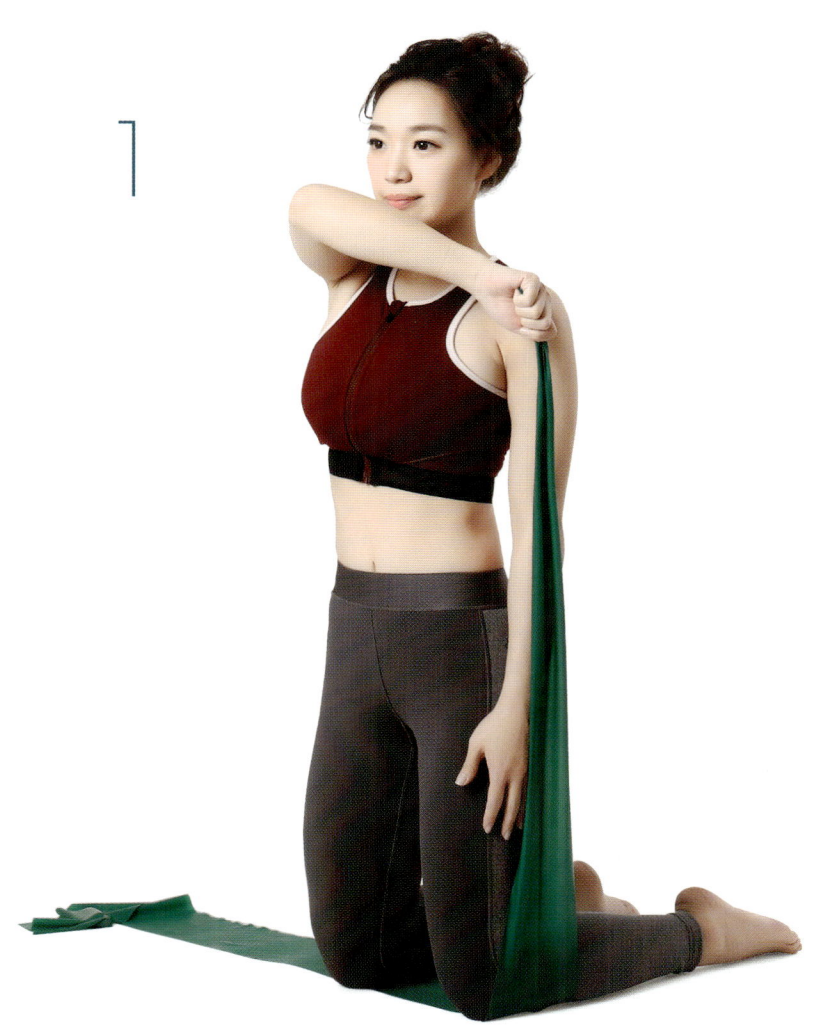

1

시작 자세
- 무릎으로 서서 밴드를 눌러주고 손을 교차하여 밴드를 잡아 척추를 측면으로 구부리면서 팔꿈치도 구부려줍니다 반대쪽 손은 허벅지 위에 올려줍니다.

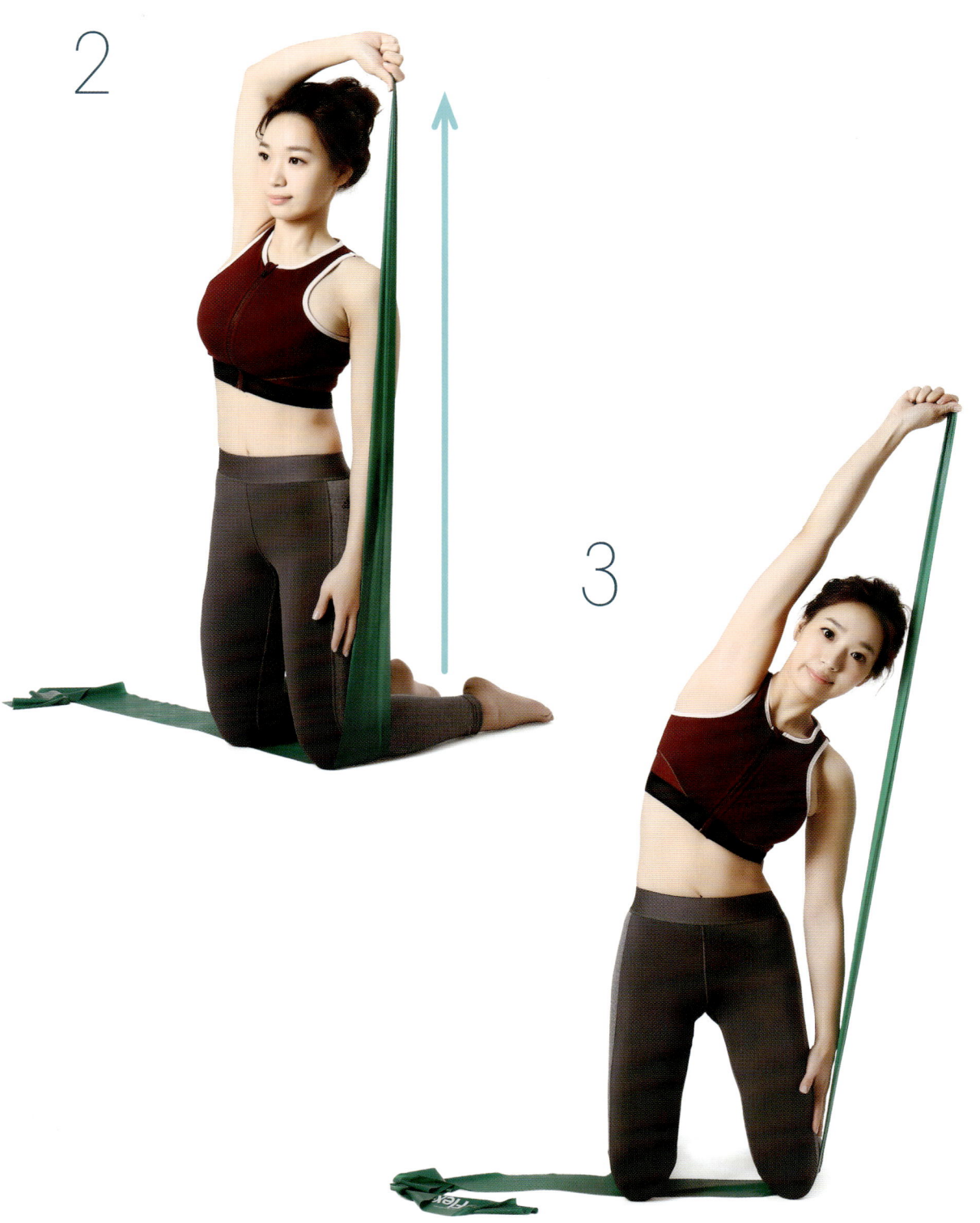

■ 숨을 내쉬며 팔꿈치를 펴면서 밴드를 잡아 당깁니다. 이때 팔꿈치의 위치가 변하지 않도록 노력합니다.

■ 숨을 들이마시며 팔꿈치를 구부려 시작 자세로 돌아옵니다.

4

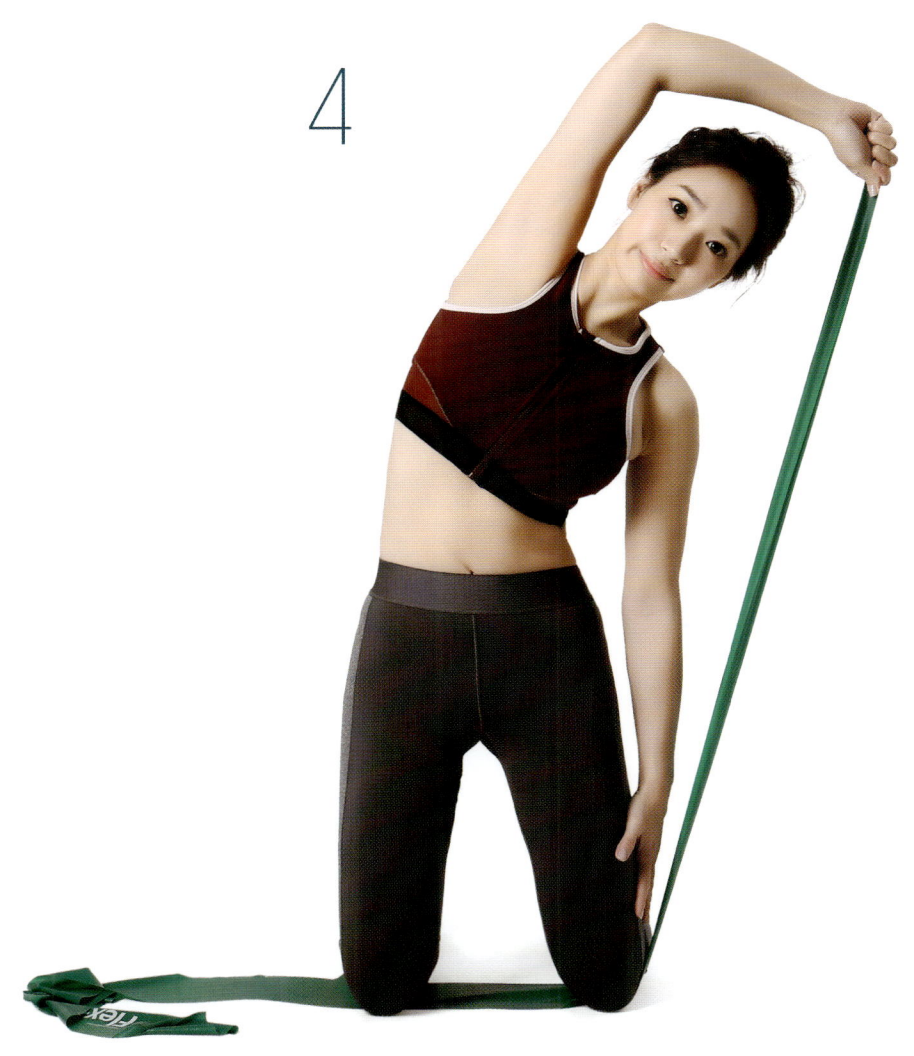

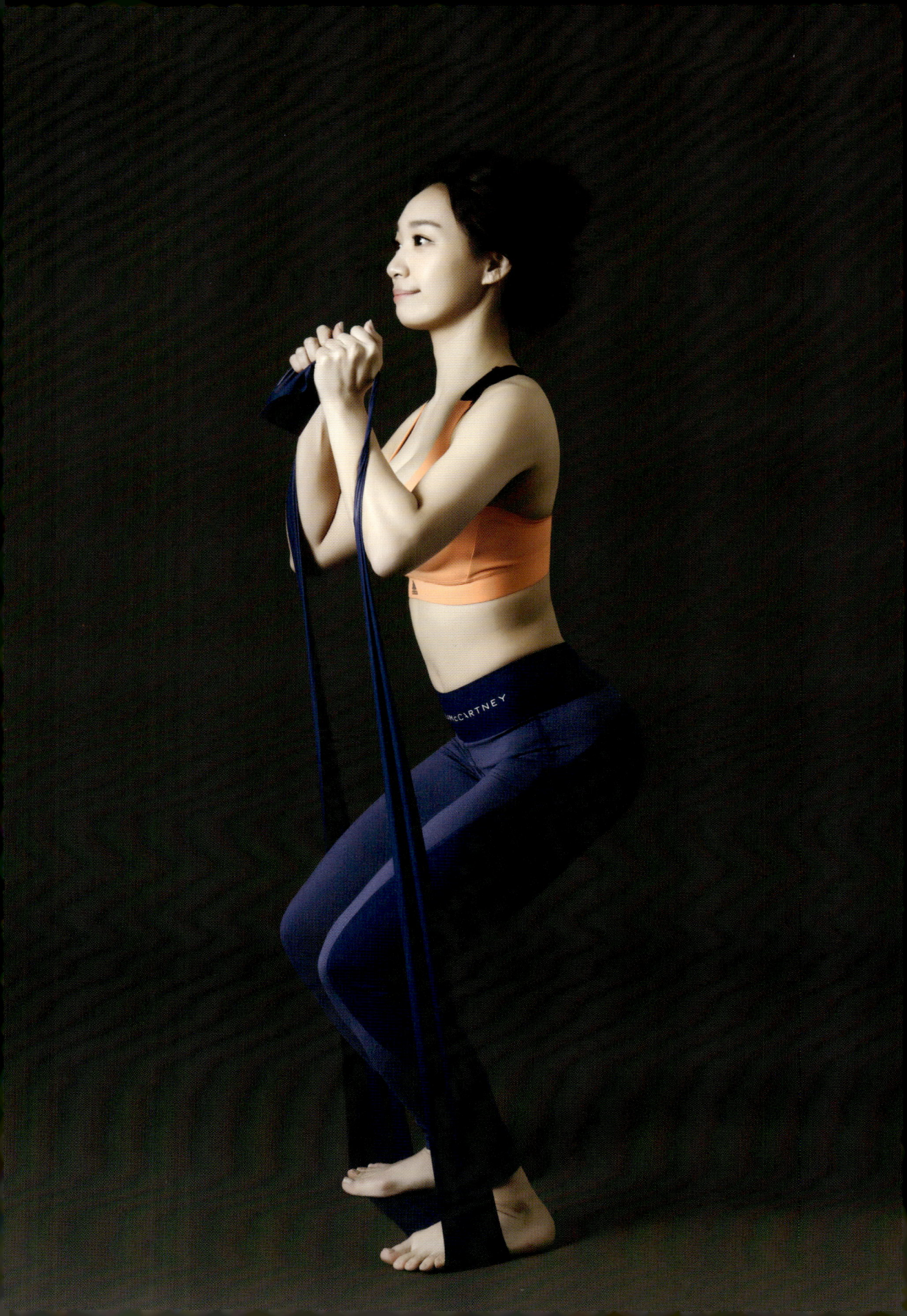

03

하체 운동

11. Bridge 브릿지

12. Shoulder bridge 숄더 브릿지

13. Toe tap 토 탭

14. Clam 클램

15. Side lying single leg lift 사이드 라잉 싱글 레그 리프트

16. Single leg slide 싱글 레그 슬라이드

17. Single leg lift 싱글 레그 리프트

18. Thigh stretch 싸이 스트레치

19. Diagonal thigh stretch 다이애거널 싸이 스트레치

20. Feet in bend(double hamstring) 핏 인 밴드-더블 햄스트링

21. Frog 프로그

22. Single leg circle 싱글 레그 서클

11 **브릿지**
Bridge

1

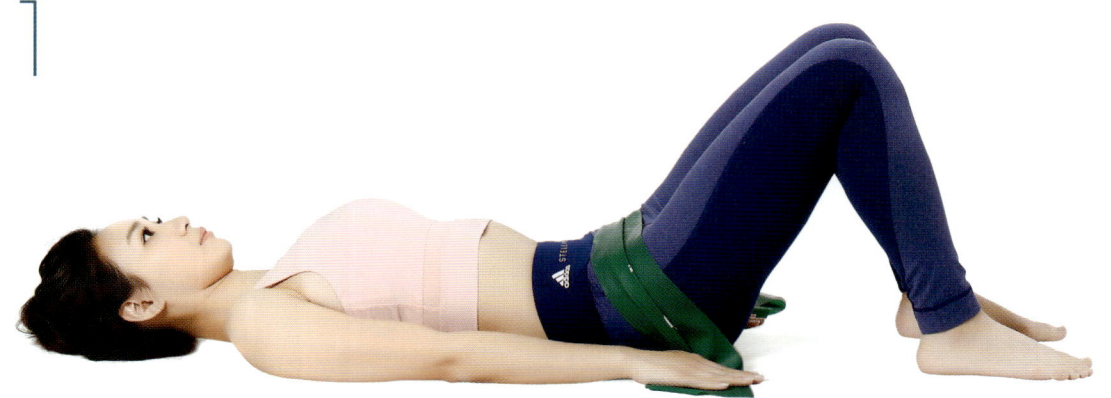

시작 자세

- 바르게 누운 자세에서 무릎을 구부리고 발 뒤꿈치는 엉덩이 쪽으로 당겨 둡니다.

- 밴드는 골반 앞쪽에 올려놓고 밴드는 양손으로 누른 채 바닥에 내려놓습니다.

■ 숨을 내쉬며 꼬리뼈부터 말아서 엉덩이-허리-등 순으로 양쪽 골반의 높이를 수평하게 유지하며 올라옵니다. 옆에서 봤을 때 어깨부터 무릎까지 일직선이 될 때까지 올라오면 됩니다.

⚠ 몸을 과하게 들어올려 목에 압박이 가지 않도록 합니다.

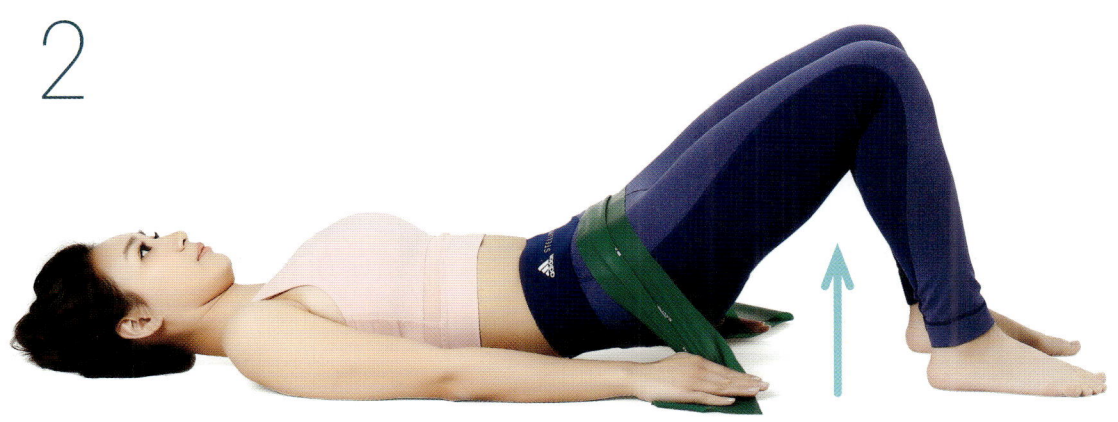

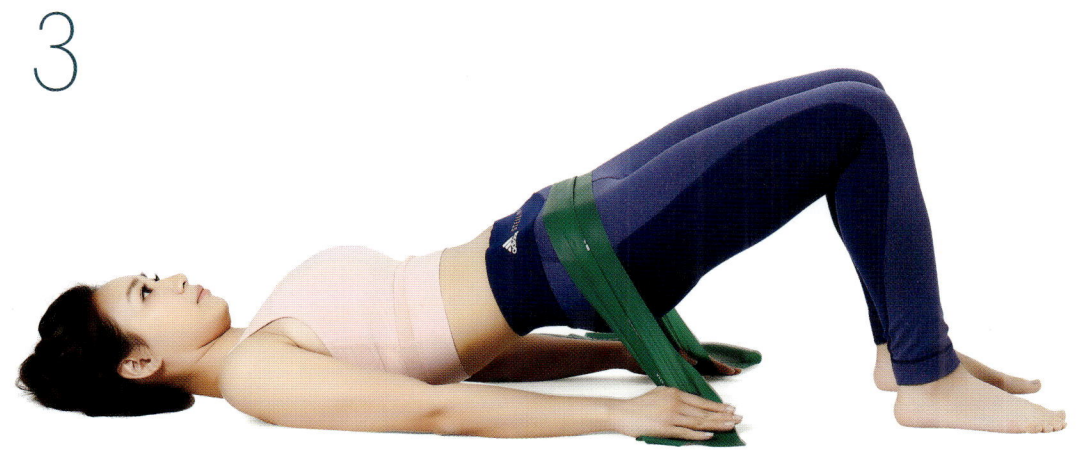

- 숨을 들이마시며 등-허리-엉덩이 순으로 복부를 수축하며 천천히 내려옵니다. 몸을 들어올릴 때의 순서와 반대로 한다고 생각하시면 되겠습니다.

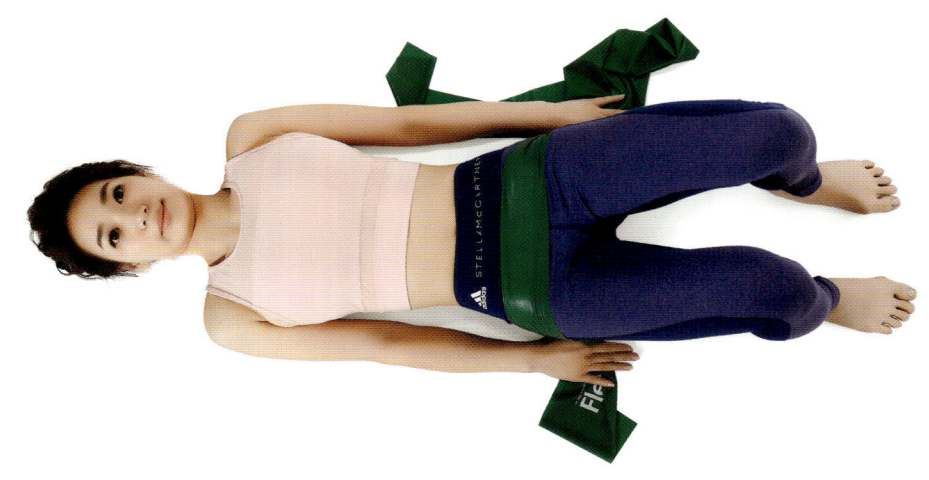

위에서 본 3번 동작

4

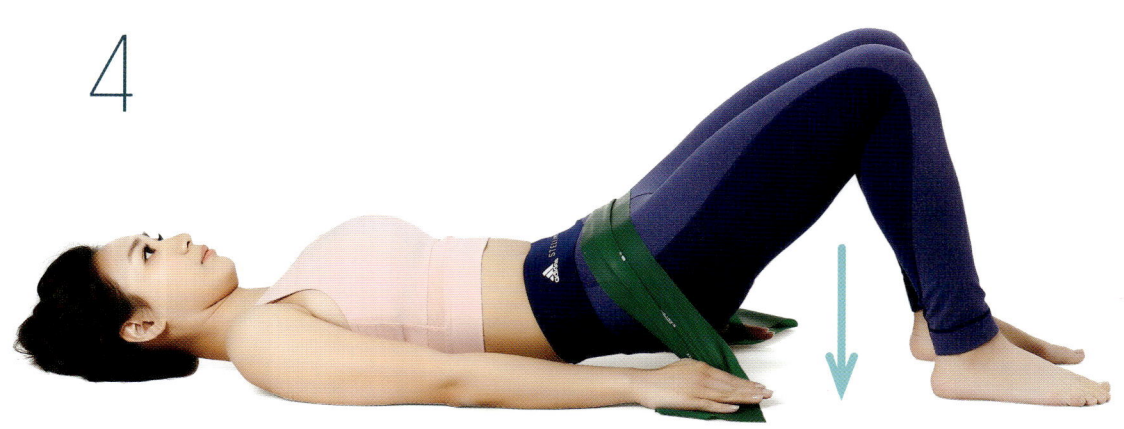

12 숄더 브릿지
Shoulder bridge

1

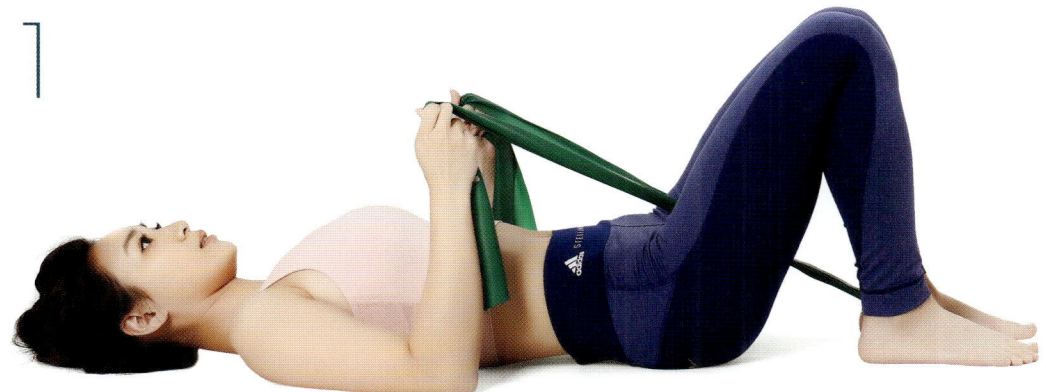

시작 자세
- 바르게 누운 자세에서 무릎을 구부려 발 뒤꿈치를 엉덩이 쪽으로 당겨 놓습니다. 밴드는 발바닥 아래에 두고 양손으로 잡아줍니다.

- 숨을 내쉬며 꼬리뼈부터 말아서 엉덩이-허리-등 순으로 양쪽 골반의 높이를 수평하게 유지하며 몸을 들어올립니다. 옆에서 봤을 때 어깨부터 무릎까지 일직선이 될 때까지 올라옵니다.

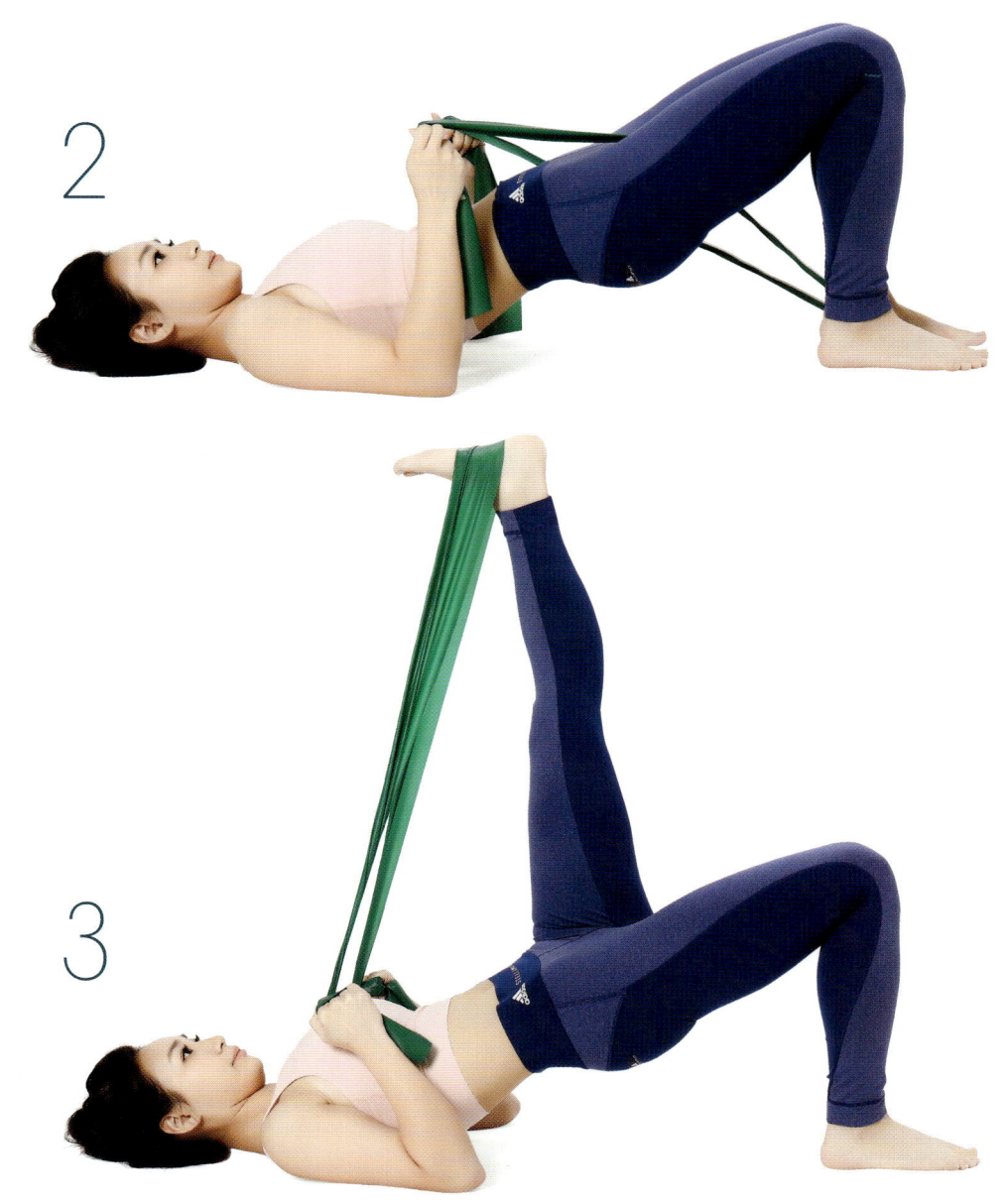

- 숨을 들이마시며 한쪽 다리를 천장 방향으로 올리고 발목을 당겨 줍니다.

⚠ 이때 골반의 높이가 떨어지지 않도록 하며 바닥에 지지하고 있는 발가락이 들리지 않도록 주의합니다.

- 숨을 내쉬면서 올린 다리부터 아래쪽으로 내리면서 시작 자세로 돌아옵니다.
- 이렇게 반대쪽 다리로도 반복합니다.

4

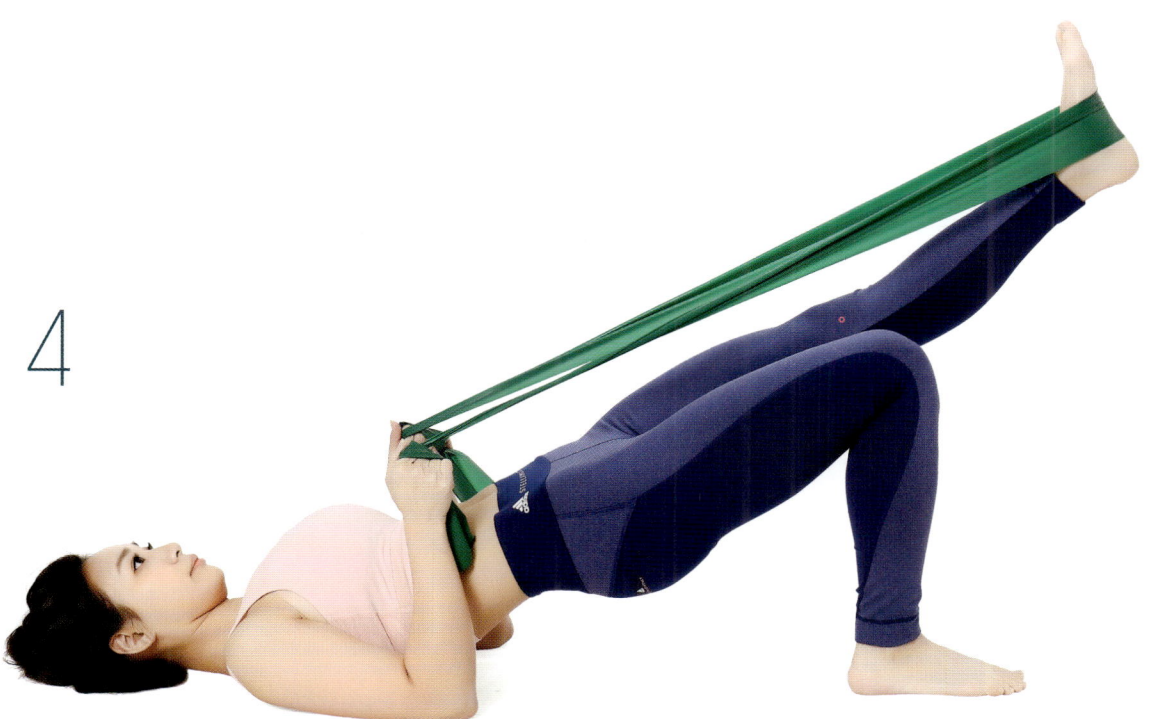

13 **토 탭**
Toe tap

1

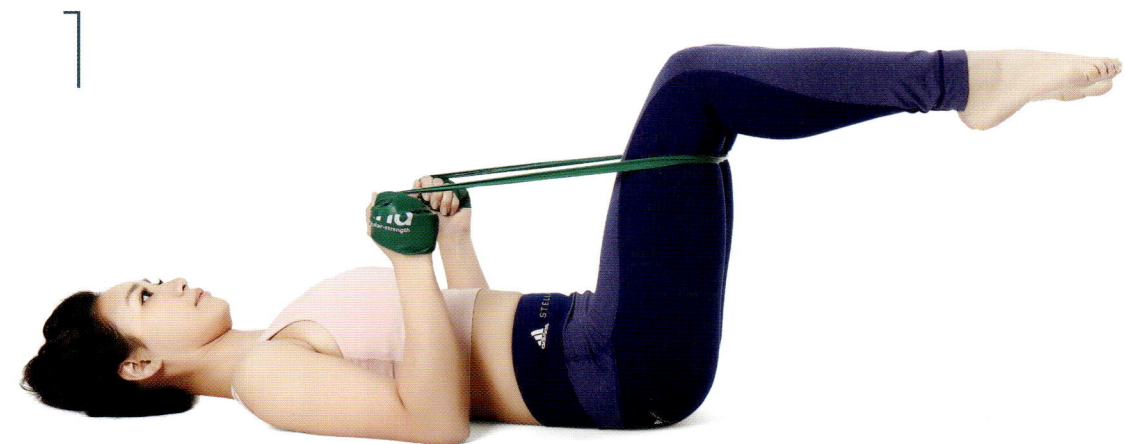

시작 자세
- 바르게 누운 자세에서 무릎을 구부려 90도가 되도록 들어줍니다. 밴드는 허벅지 뒤쪽에서 감아 손으로 잡아줍니다.

- 숨을 내쉬며 허리가 과하게 뜨지 않도록 복부를 수축하고 무릎의 각도를 최대한 유지한 채 한쪽 발끝을 바닥에 가볍게 닿게 합니다.
- 숨을 들이마시며 시작 자세로 돌아왔다가 반대쪽 다리로도 반복합니다.

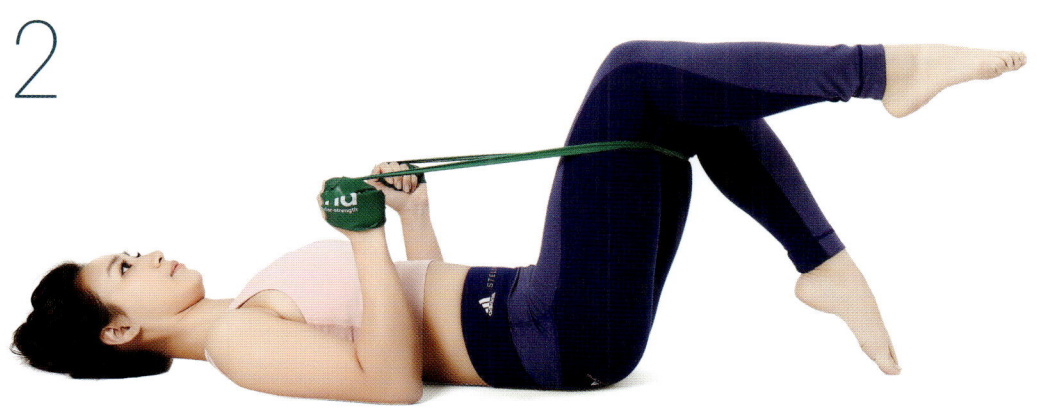

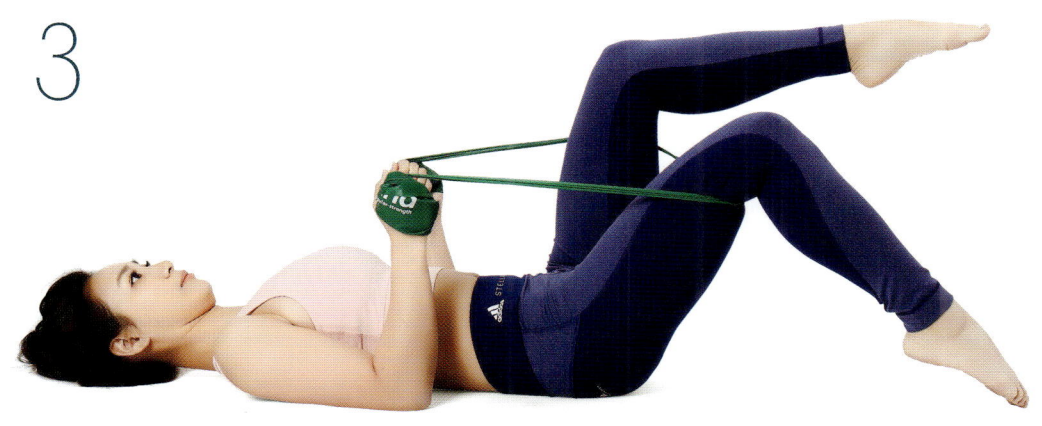

14 클램
Clam

1

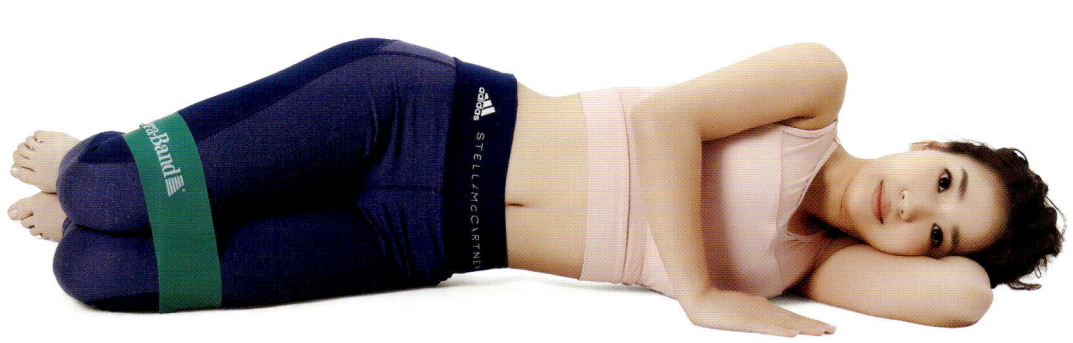

시작 자세
- 옆으로 누워 무릎이 몸과 45도를 이루도록 굽혀주세요. 허벅지에 O형 밴드를 끼우거나 밴드를 묶어 줍니다.

- 숨을 내쉬며 복부를 수축하고 위에 높인 무릎을 하늘을 향해 벌려 줍니다. 골반이 바닥과 수직을 이루도록 하며 다리를 움직일 때 골반이 뒤쪽으로 무너지지 않아야 합니다.
- 숨을 들이마시면서 무릎을 포개어 시작 자세로 돌아옵니다.

2

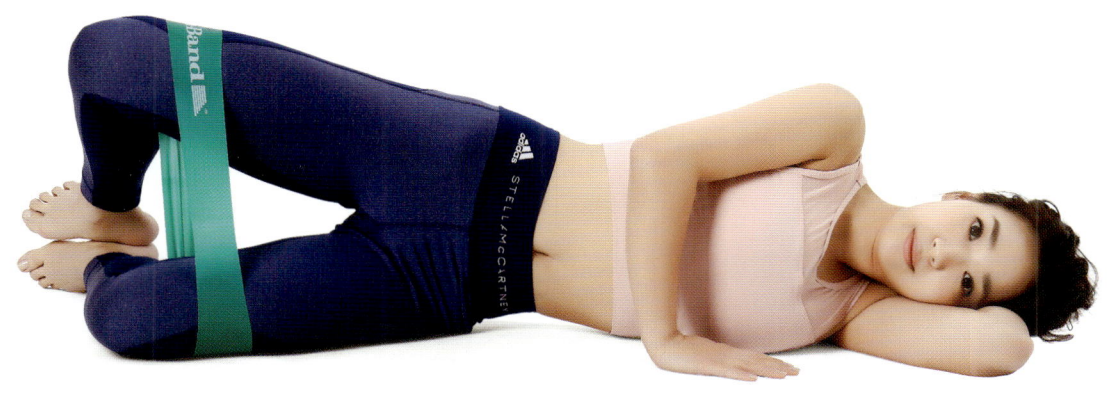

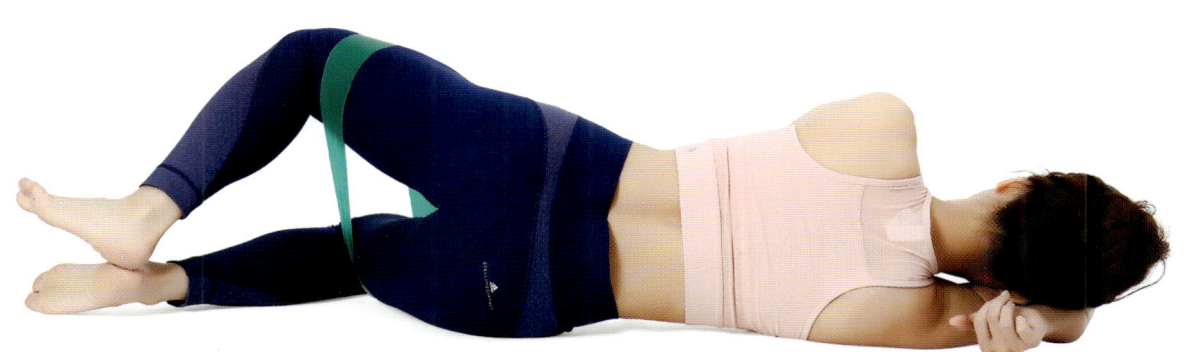

뒤에서 본 모습

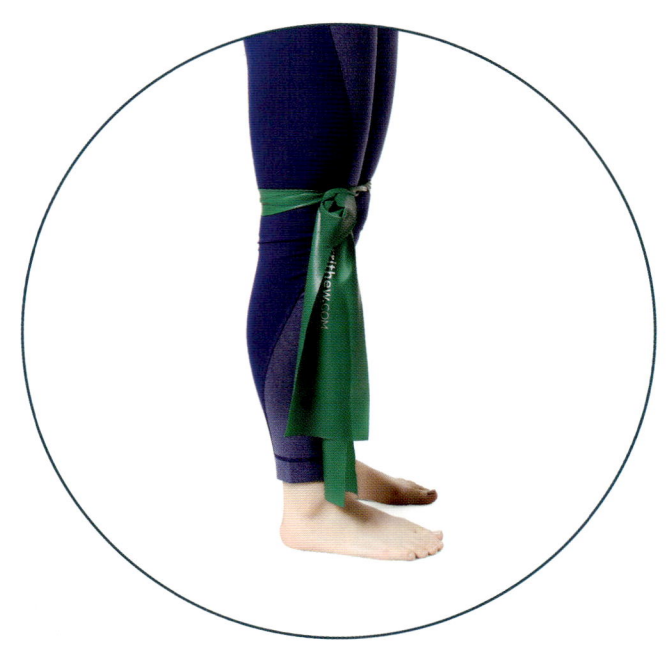

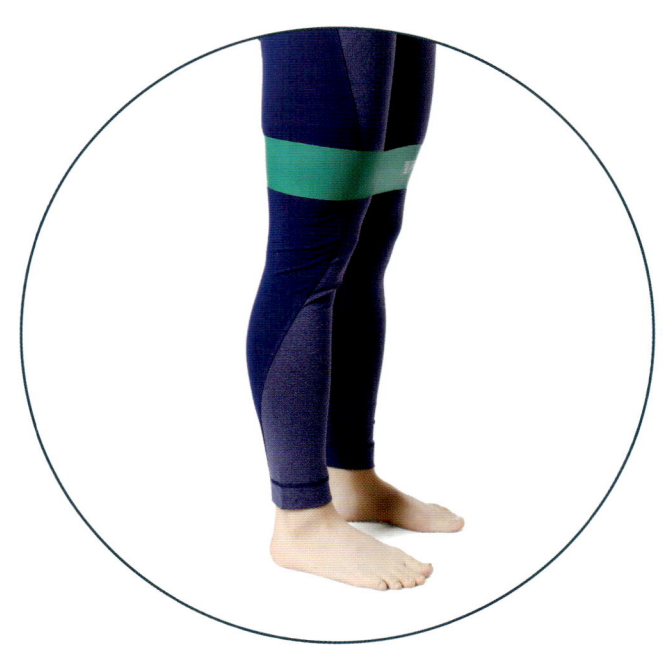

밴드로 두 다리를 묶는 법

15 사이드 라잉 싱글 레그 리프트
Side lying single leg lift

1

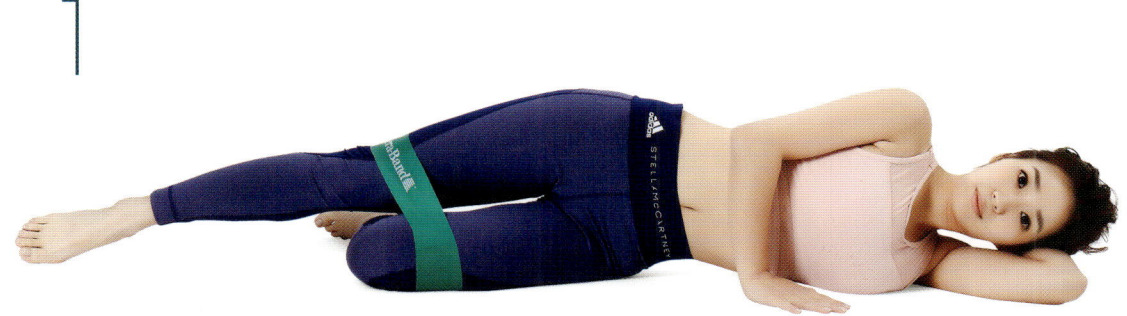

시작 자세
- 옆으로 누워 무릎을 굽혀주고 위에 있는 다리를 몸과 일직선이 되도록 뻗어줍니다.

- 숨을 내쉬며 위에 놓인 다리를 길게 뻗어 위로 들어올립니다. 이때 발끝은 부드럽게 포인(발등을 쭈욱 밀어 발바닥을 아치형으로 만들기)을 합니다.
- 숨을 들이마시며 시작 자세로 돌아옵니다.
- 반대쪽 다리로도 반복합니다.

⚠ 들어올리는 다리를 그냥 위로 향해 올리기보다는 먼 쪽으로 보낸다는 느낌으로 뻗어주세요.

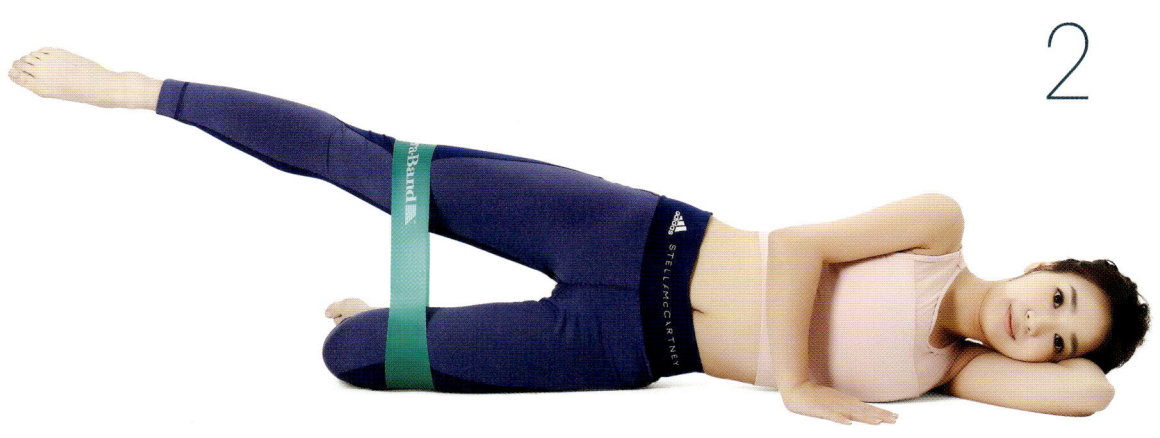

2

16 싱글 레그 슬라이드
Single leg slide

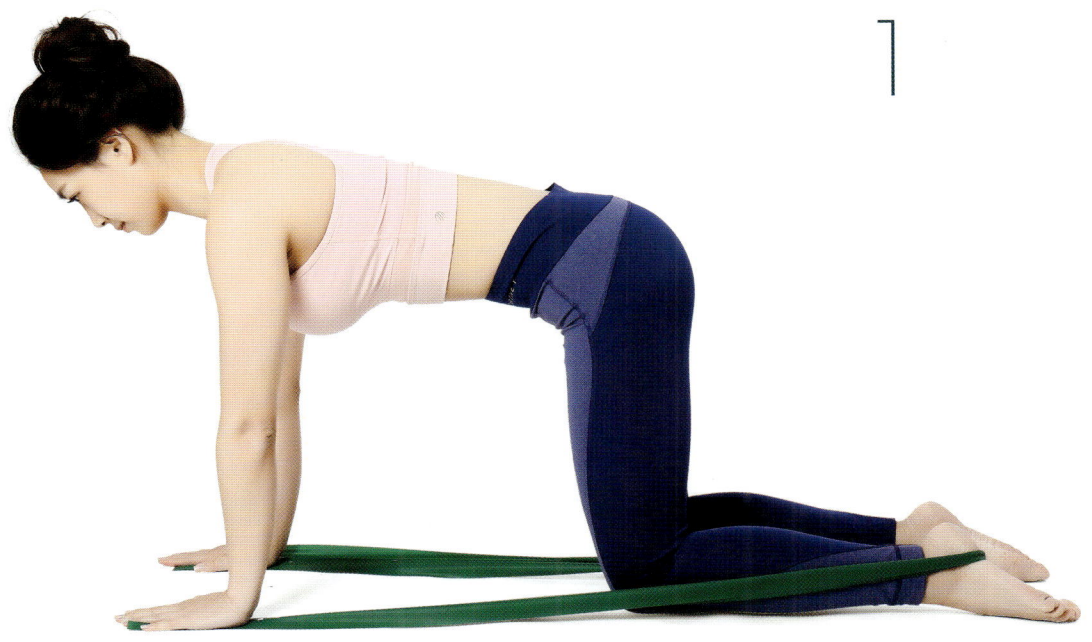

1

시작 자세
- 무릎을 골반 넓이로 벌린 채 허벅지가 바닥과 직각을 이루도록 하고 손은 어깨너비보다 약간 넓게 바닥에 놓아줍니다.

- 숨을 내쉬며 복부를 수축하여 몸의 흔들림을 최소화하고 한쪽 다리를 부드럽게 밀어내듯 펴줍니다.
- 숨을 들이마시며 시작 자세로 돌아옵니다.
- 반대쪽 다리로도 반복합니다.

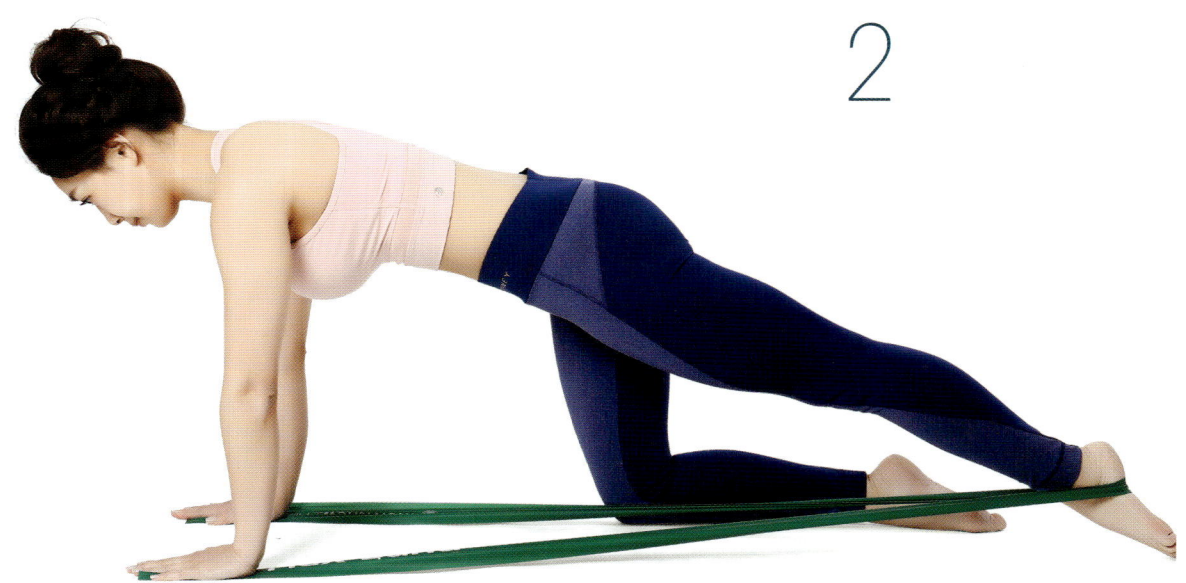

2

17 싱글 레그 리프트
Single leg slide

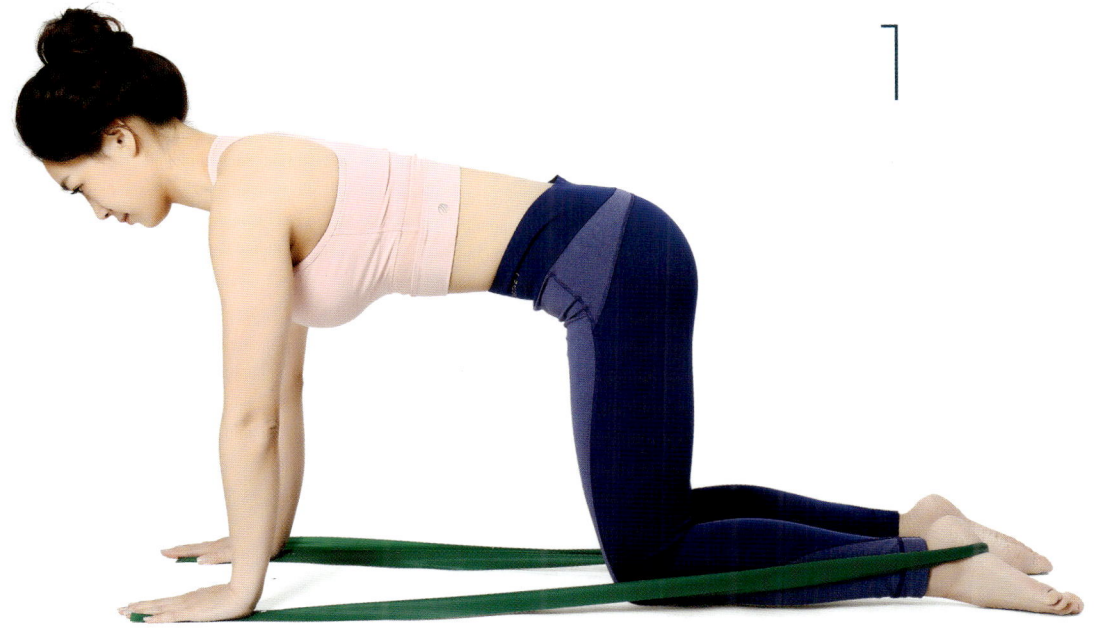

1

> 시작 자세

- 무릎을 골반 넓이로 벌리고 허벅지가 바닥과 직각을 이루도록 하고 손은 어깨너비보다 약간 넓게 바닥에 두세요.

■ 숨을 내쉬며 복부를 수축하여 몸의 흔들림을 최소화하고 한쪽 다리를 뒤로 곧게 뻗어줍니다.

⚠ 이 때 허리가 과하게 꺾이지 않도록 합니다.

2

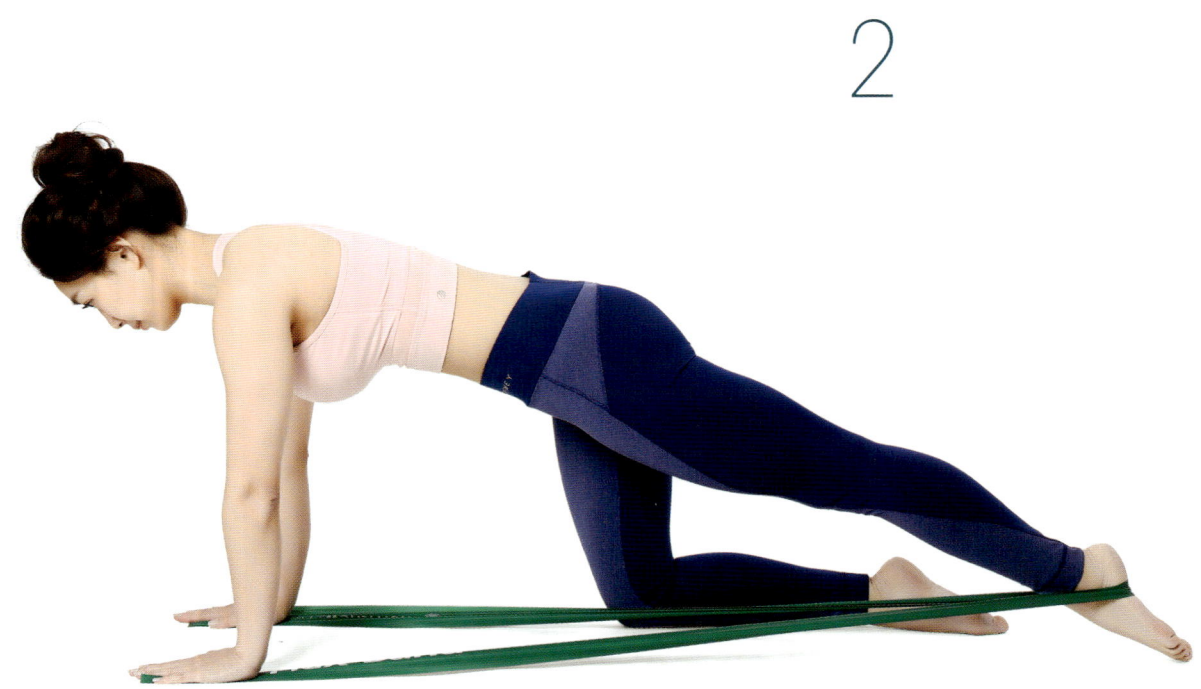

- 숨을 들이마시면서 다리를 뻗어 바닥에 일단 내려두었다가 숨을 내쉬면서 뻗은 다리를 위로 쭉 뻗어 올립니다.
- 이렇게 반대쪽 다리로도 반복합니다.

3

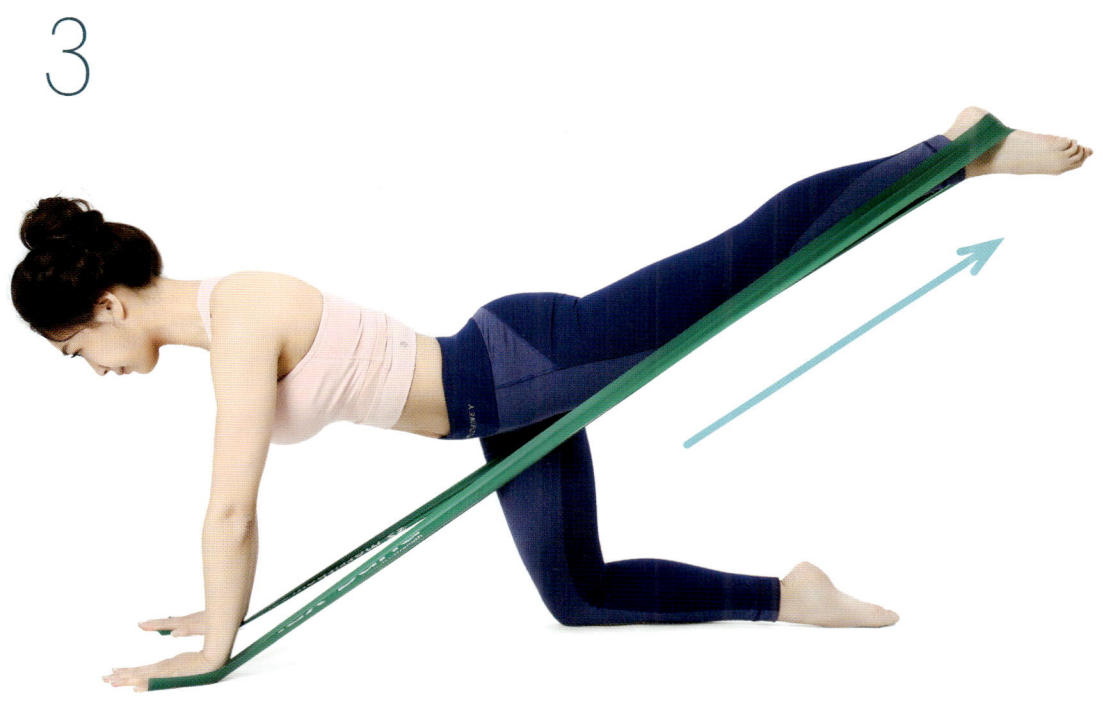

18 싸이 스트레치
Thigh stretch

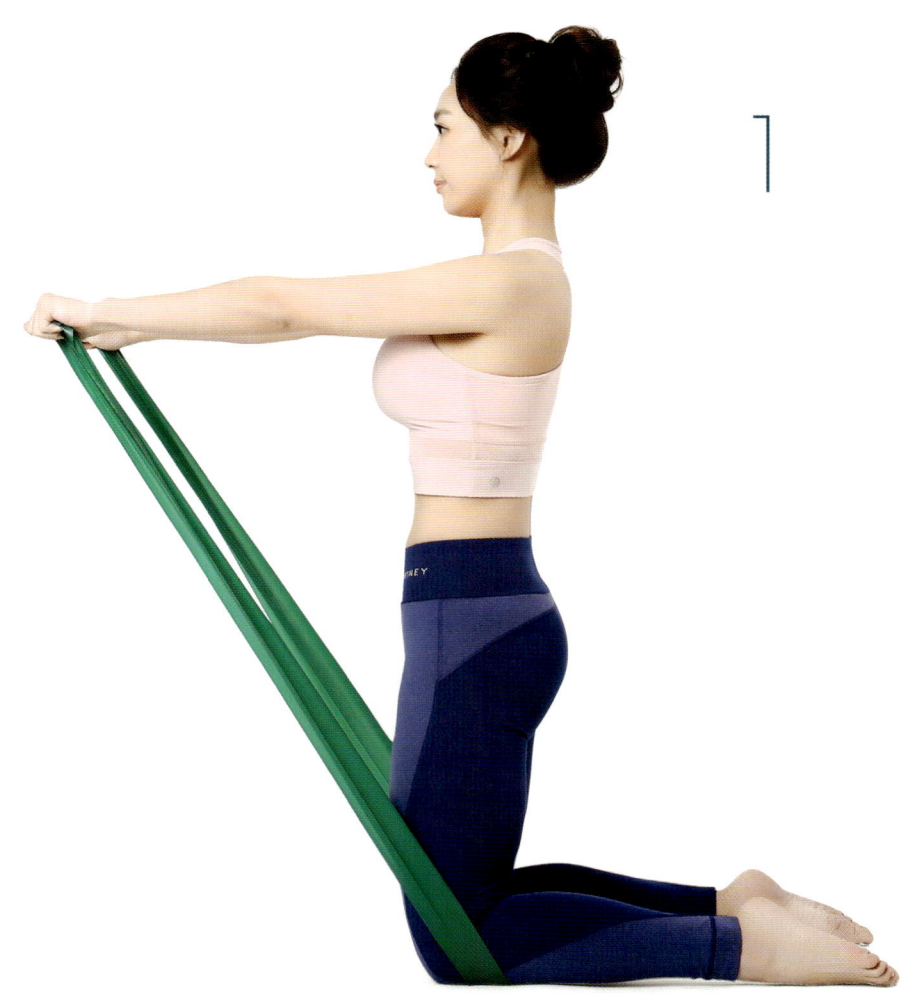

1

시작 자세
- 양 무릎을 골반 넓이로 정렬하여 서고 양팔을 앞으로 뻗어줍니다.

- 숨을 내쉬면서 복부를 수축하고 몸이 흔들리지 않도록 유지한 채 무릎을 축으로 해서 몸을 사선으로 기울여 Z자가 되도록 합니다.
- 숨을 들이마시며 몸의 흔들림을 최소화하며 시작 자세로 돌아옵니다.

⚠ 엉덩이가 떨어지지 않도록 주의합니다.

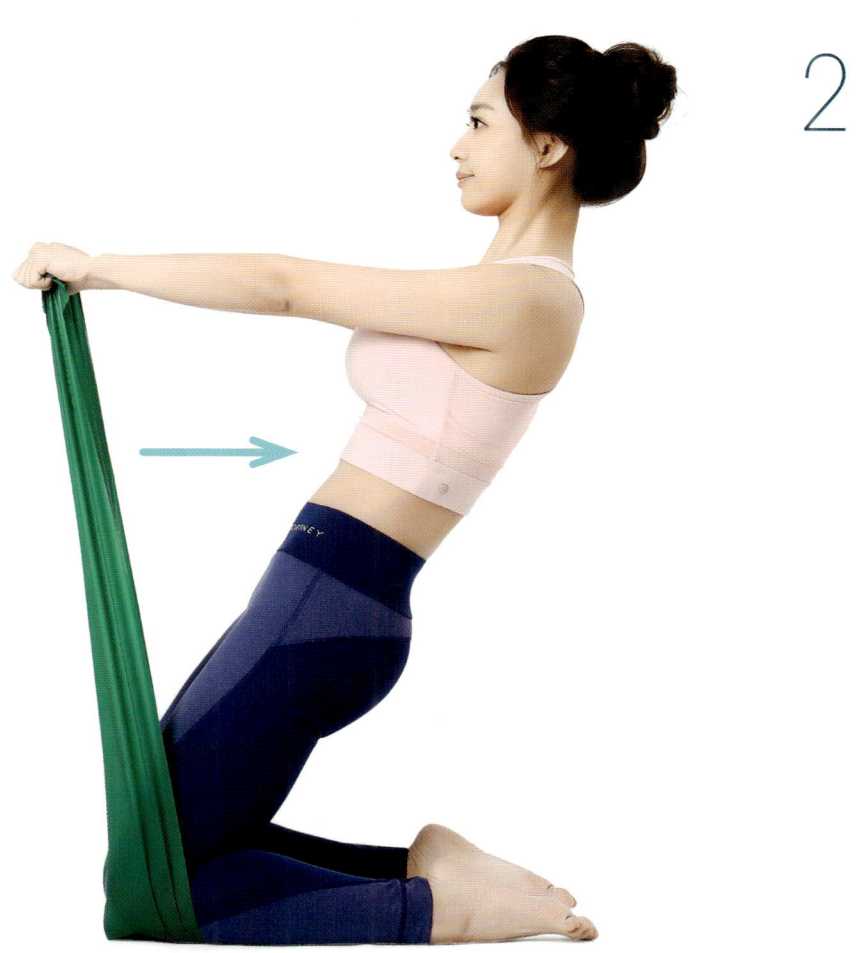

2

19 다이애거널 싸이 스트레치
Diagonal thigh stretch

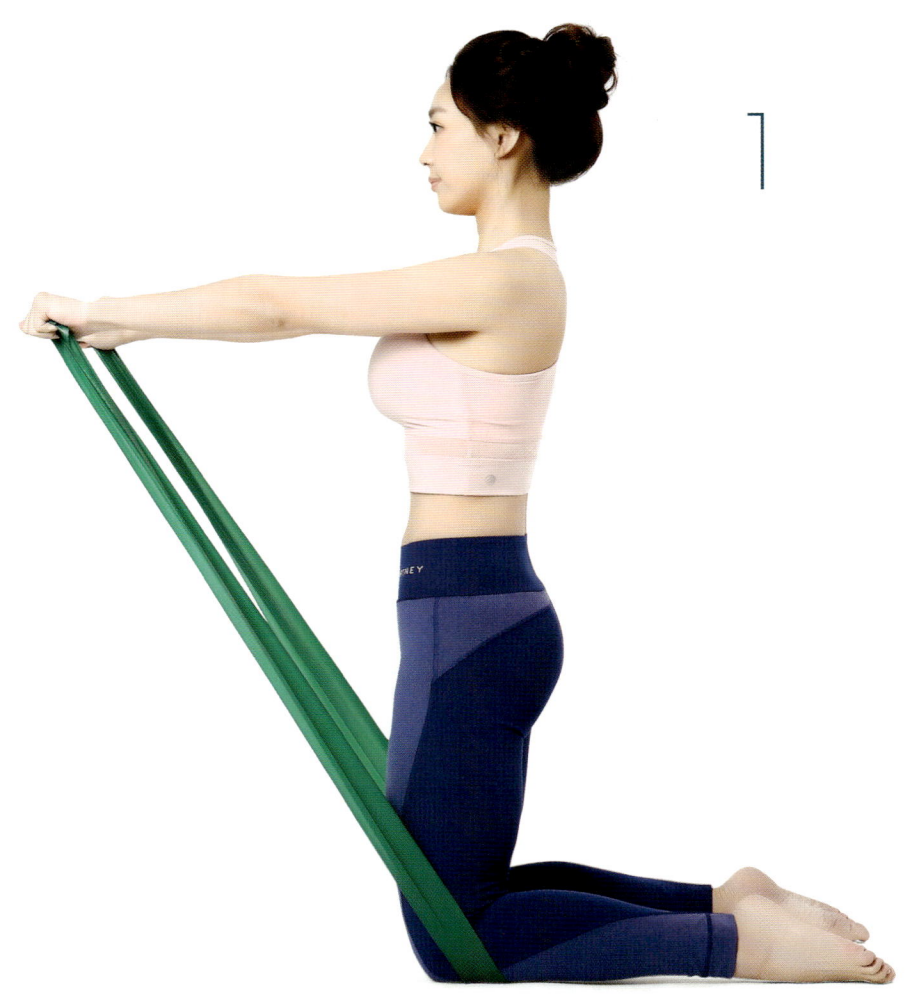

1

시작 자세

- 양쪽 무릎을 골반 넓이로 정렬하여 무릎으로 앉은 채 양팔을 앞으로 뻗어줍니다.

- 숨을 내쉬며 복부를 수축하고 몸이 흔들리지 않도록 유지한 채 몸을 천천히 뒤로 젖힙니다.
- 2번과 3번 동작이 자연스럽게 이어지게 해주세요.
- 여기까지는 싸이 스트레치와 같은 동작입니다.

2

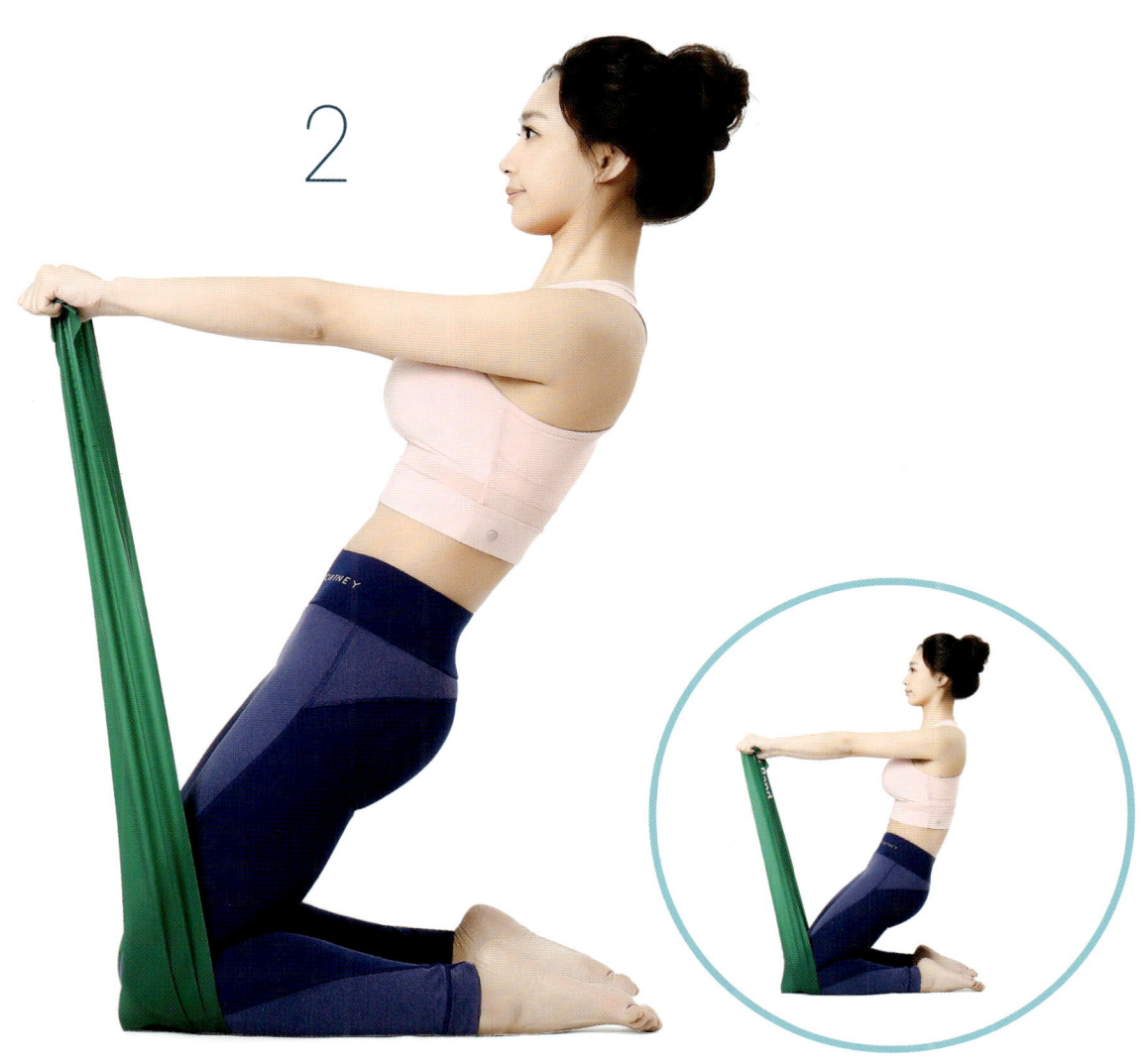

잘못된 자세

- 몸이 흔들리지 않게 하면서 왼쪽 사선으로 상체를 기울입니다. 이 때 왼팔을 쭉 뻗어줍니다.

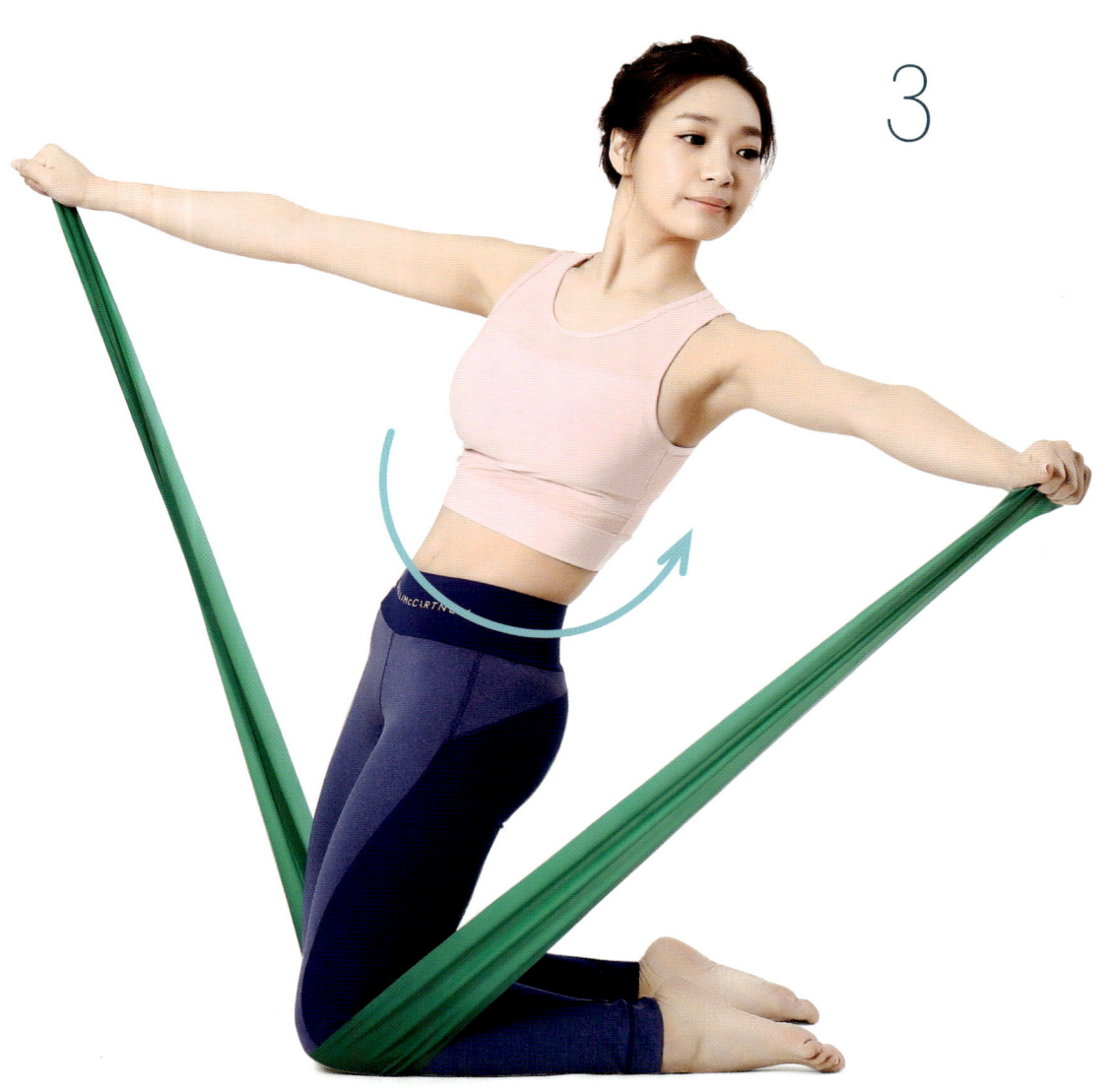

3

■ 시작 자세로 되돌아 왔다가 반대쪽으로도 반복합니다.

4

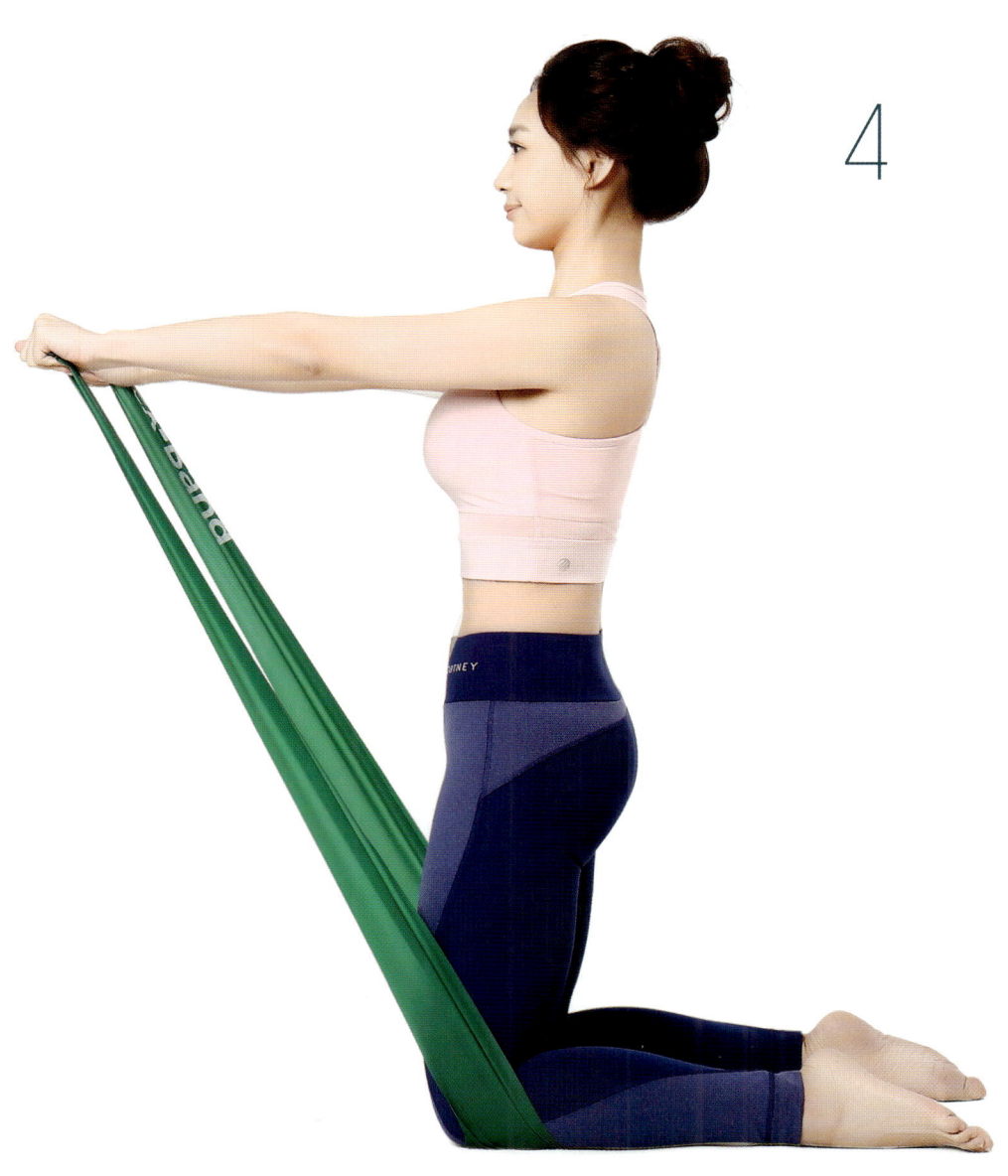

- 숨을 들이마시며 몸의 흔들림을 최소화하여 시작 자세로 돌아옵니다.
- 반대편 오른쪽으로도 마찬가지로 반복합니다.

5

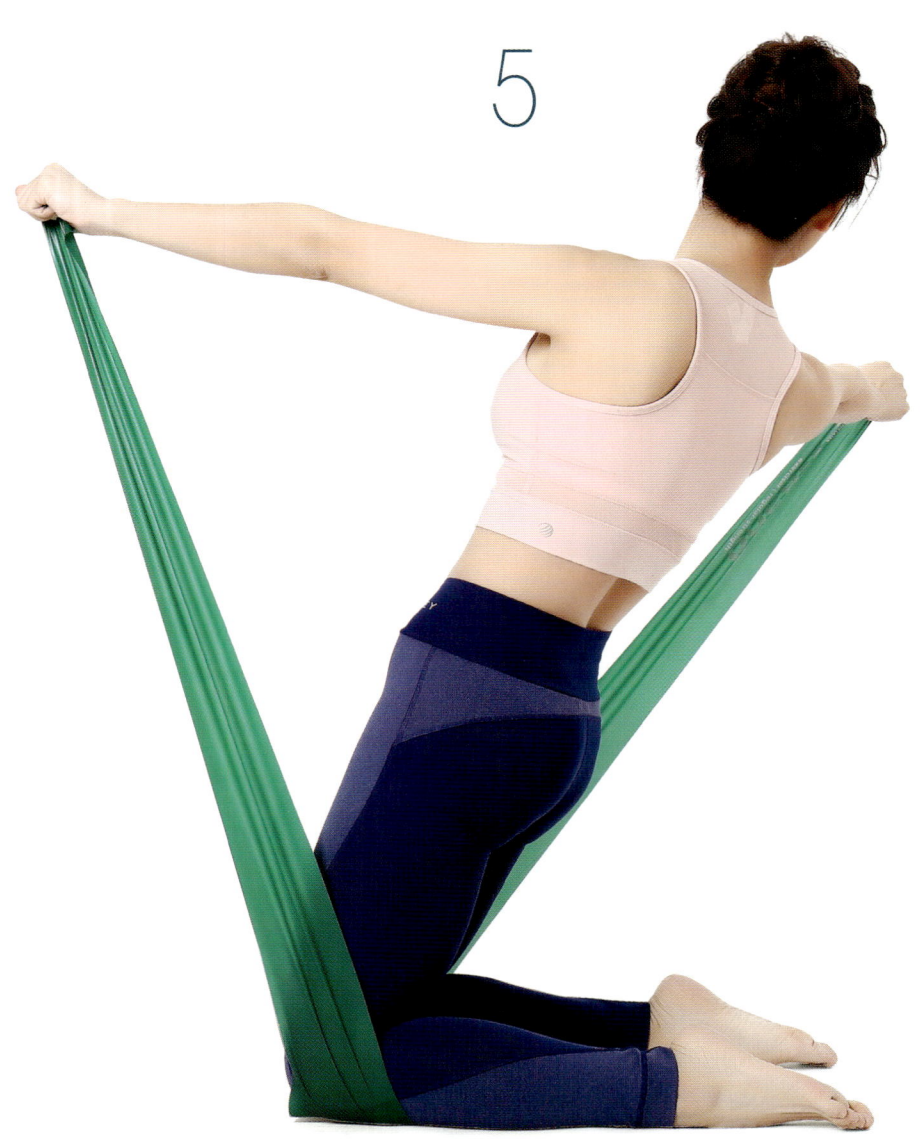

20 핏 인 밴드-더블 햄스트링
Feet in bend (double hamstring)

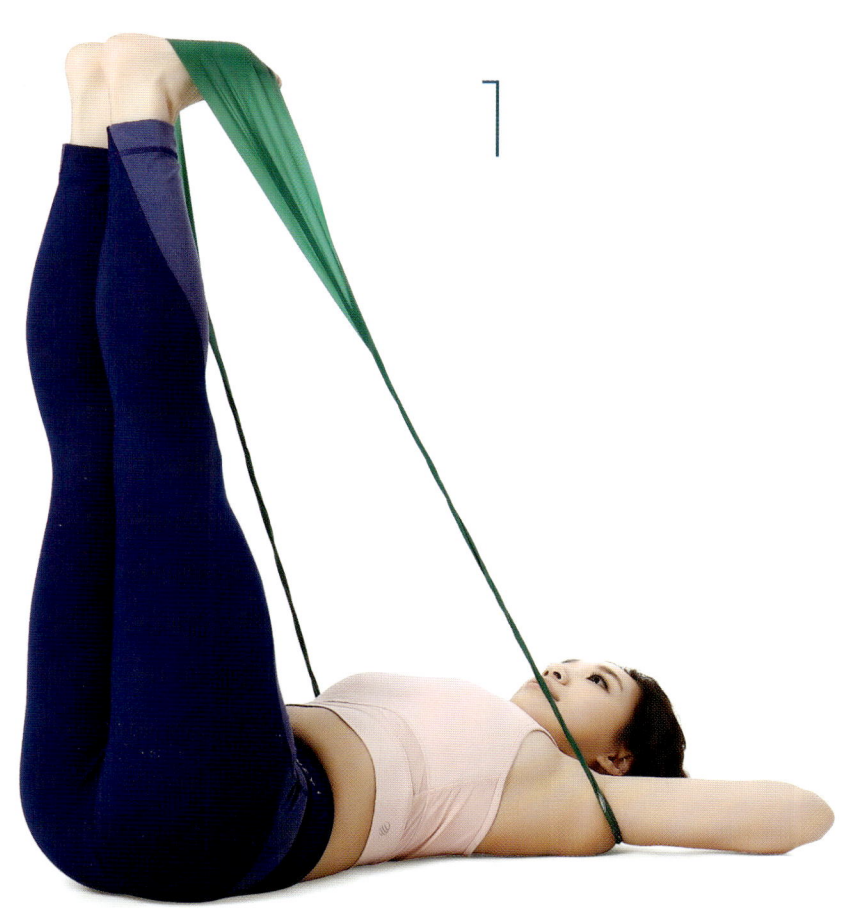

1

시작 자세

- 바로 누운 자세에서 두 다리는 평행하게 천장 방향으로 뻗습니다. 이 때 밴드를 발바닥에 걸어 양손으로 잡고 손은 머리 뒤에 내려놓습니다.

- 숨을 내쉬면서 복부를 수축하며 두 다리를 멀리 뻗은 채 중간 정도 높이까지 내립니다. 이 때 다리가 바닥으로 떨어지지 않게 복부의 힘으로 지탱해야 합니다.
- 숨을 들이마시며 시작 자세로 돌아옵니다.

2

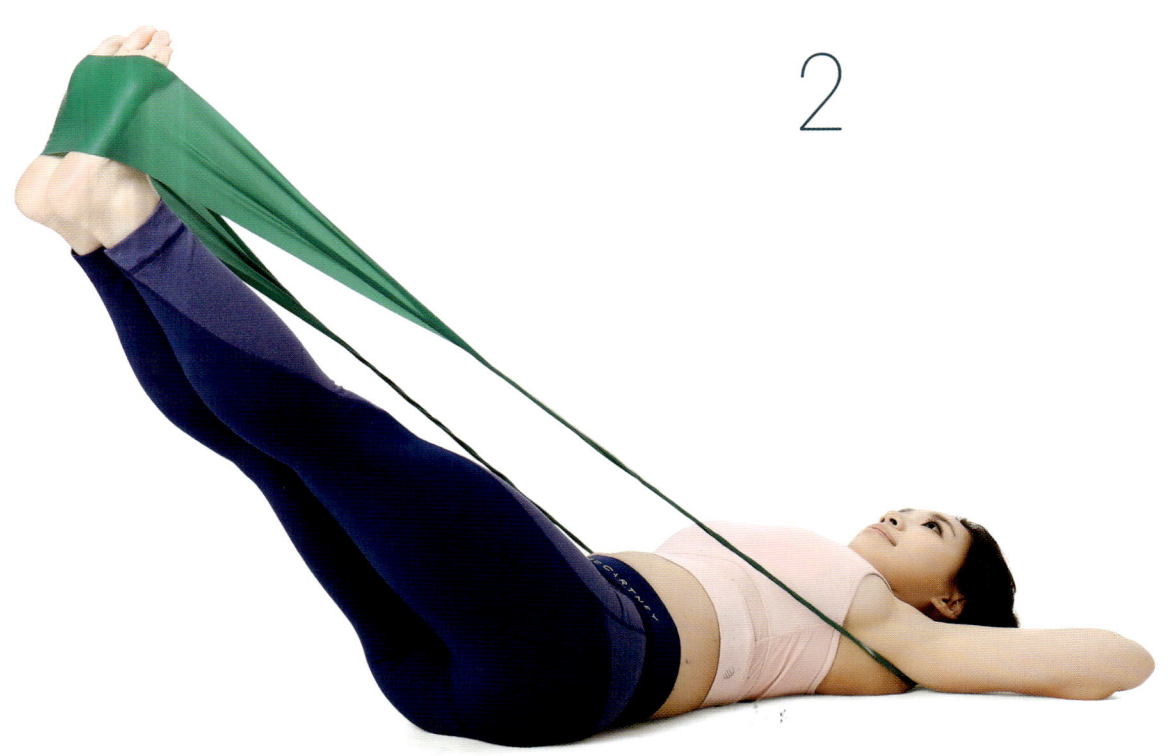

옆에서 본 모습

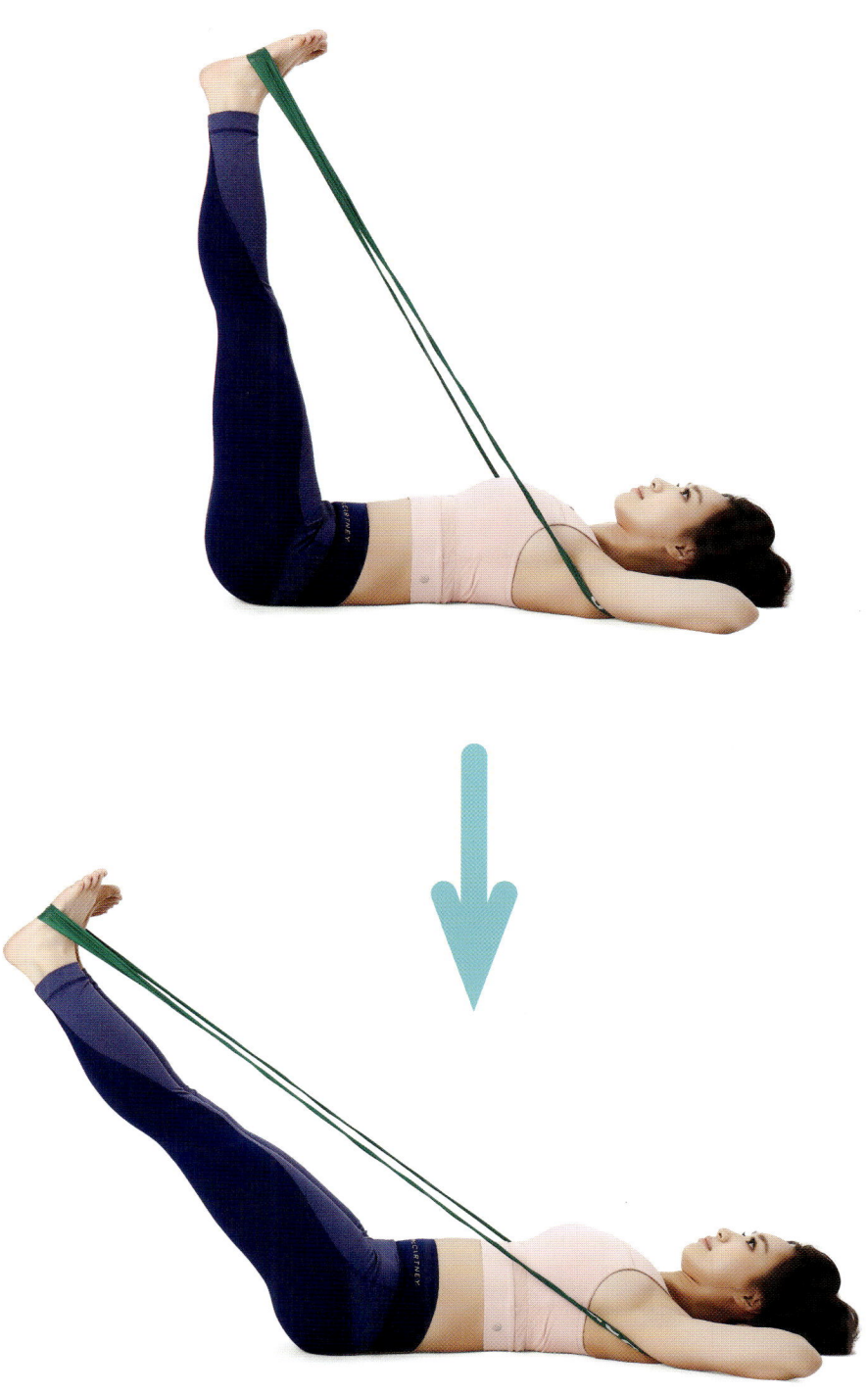

- 이런 식으로 반복합니다.

⚠ 이 동작을 하면서 아래 사진처럼 허리가 바닥에서 떨어지지 않도록 주의해야 합니다.

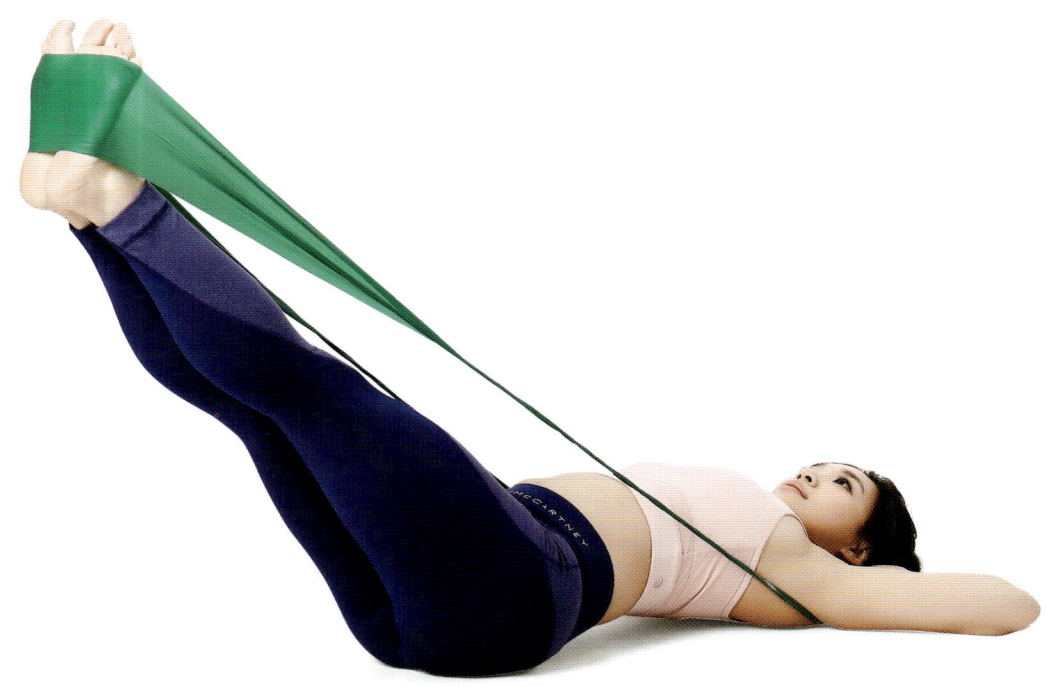

잘못된 자세

21 프로그
Frog

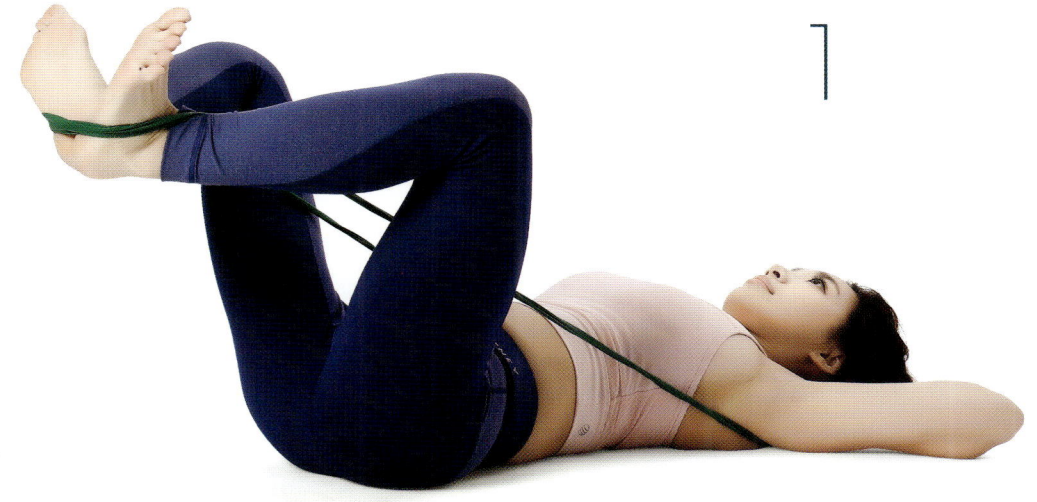

> 시작 자세

- 바로 누운 자세에서 두 다리를 외회전하여 무릎을 구부리고 발뒤꿈치를 붙여 다리를 다이아몬드 모양으로 만들어줍니다.
- 사진과 같이 밴드를 두 발바닥에 걸치고 두 손으로 머리 양옆으로 당겨줍니다.

- 숨을 내쉬며 다리를 사선 방향으로 길게 뻗어줍니다.
- 숨을 들이마시며 시작 자세로 돌아옵니다.

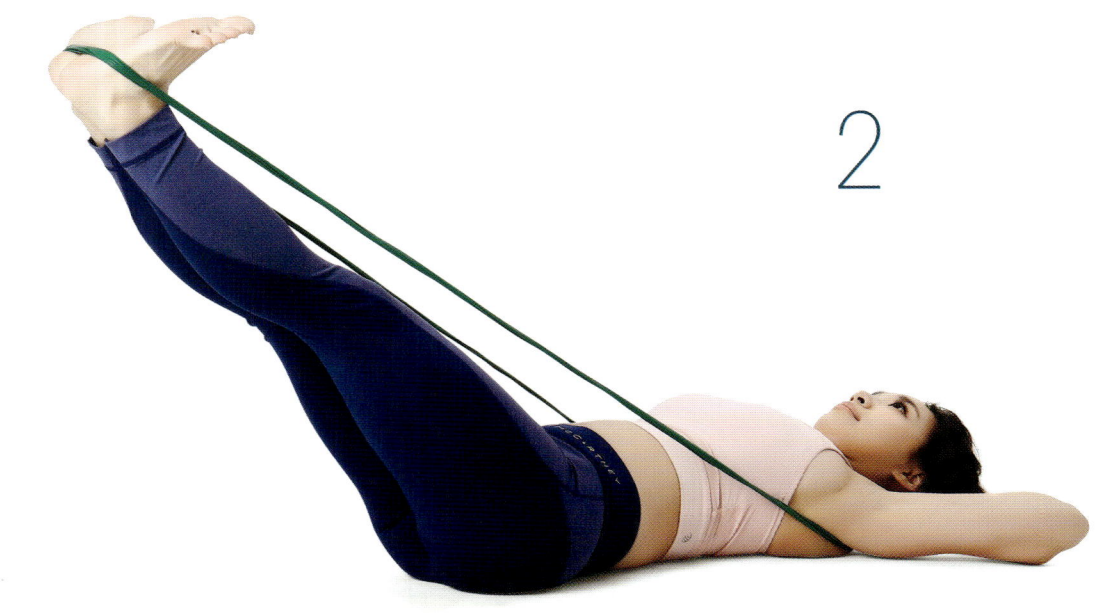

2

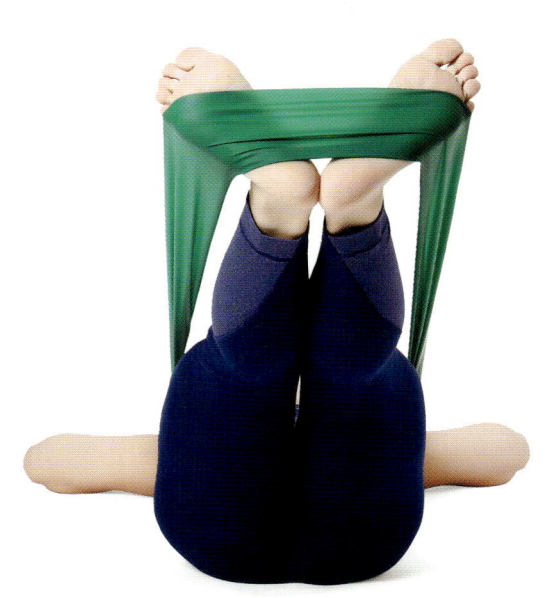

발에 밴드를 걸치고 있는 정면 모습

22 싱글 레그 서클
Single leg circle

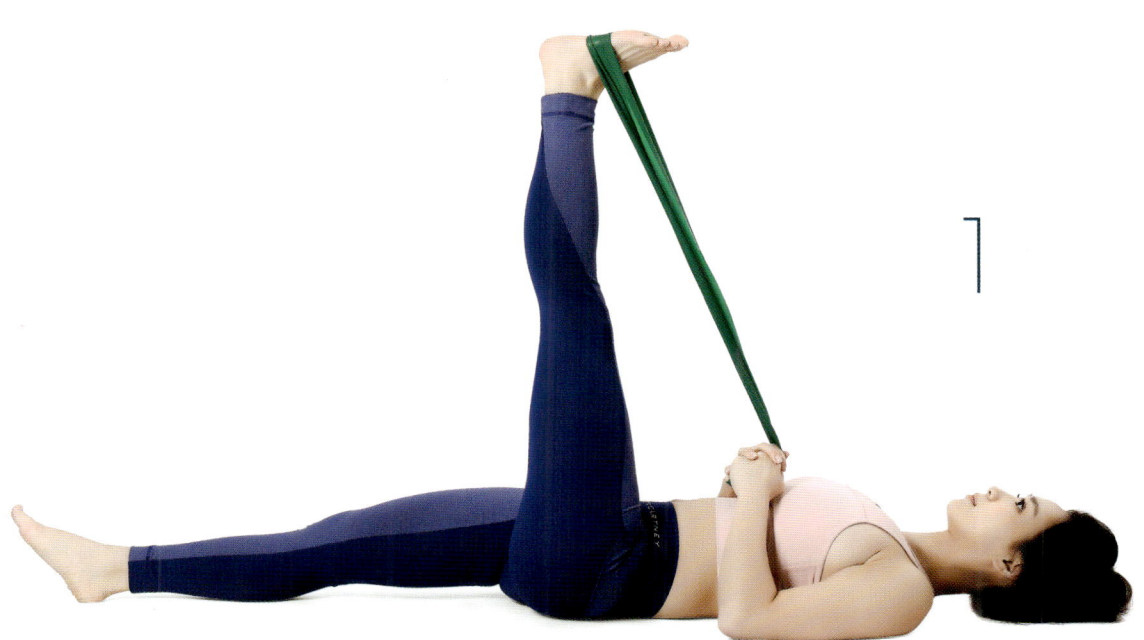

1

시작 자세
- 한쪽 발바닥에 밴드를 걸고 바르게 누운 자세에서 밴드를 걸어둔 다리를 천장 방향으로 뻗어줍니다.
- 이 때 두 손으로 밴드를 꽉 잡아줍니다.

■ 숨을 내쉬며 천장에 크게 원을 그린다고 상상하면서 들어올린 다리로 반원을 그립니다. 이때 엉덩이가 뜨지 않도록 골반을 힘주어 고정해 줍니다.

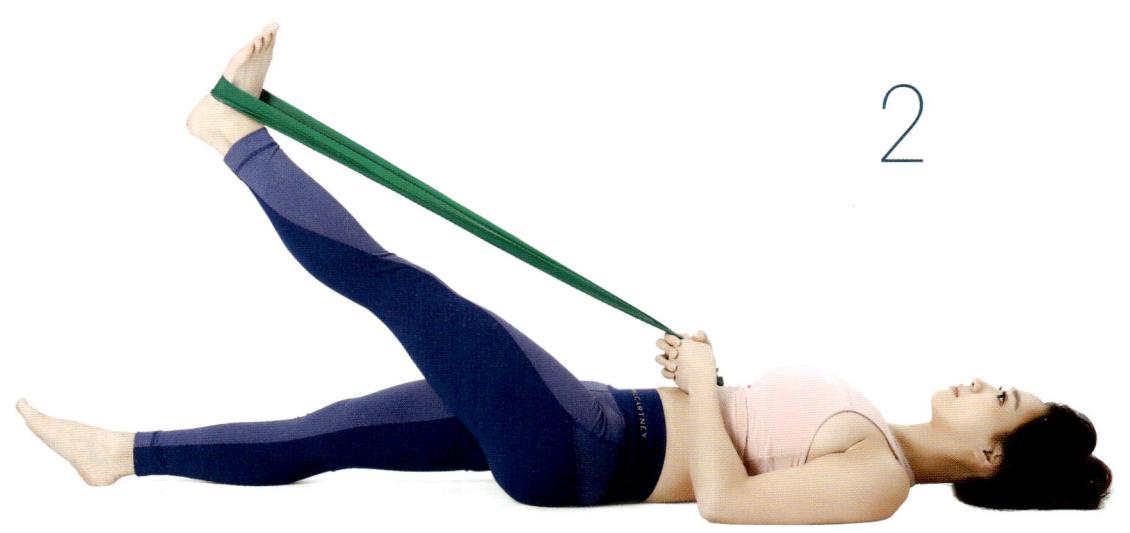

2

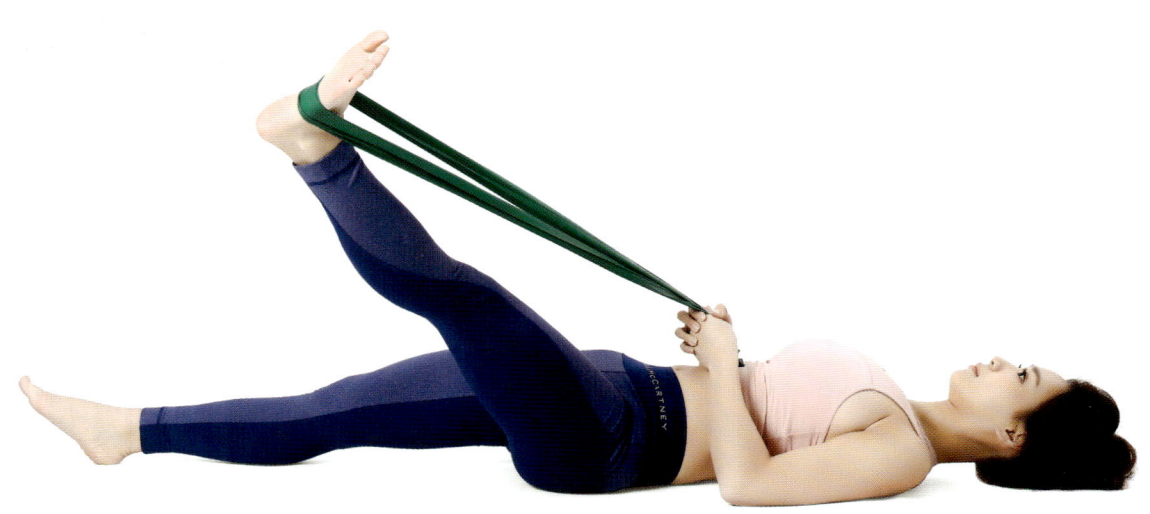

- 숨을 들이마시며 나머지 반원을 그리며 시작 자세로 돌아옵니다
- 반대쪽 다리로도 반복합니다.

3

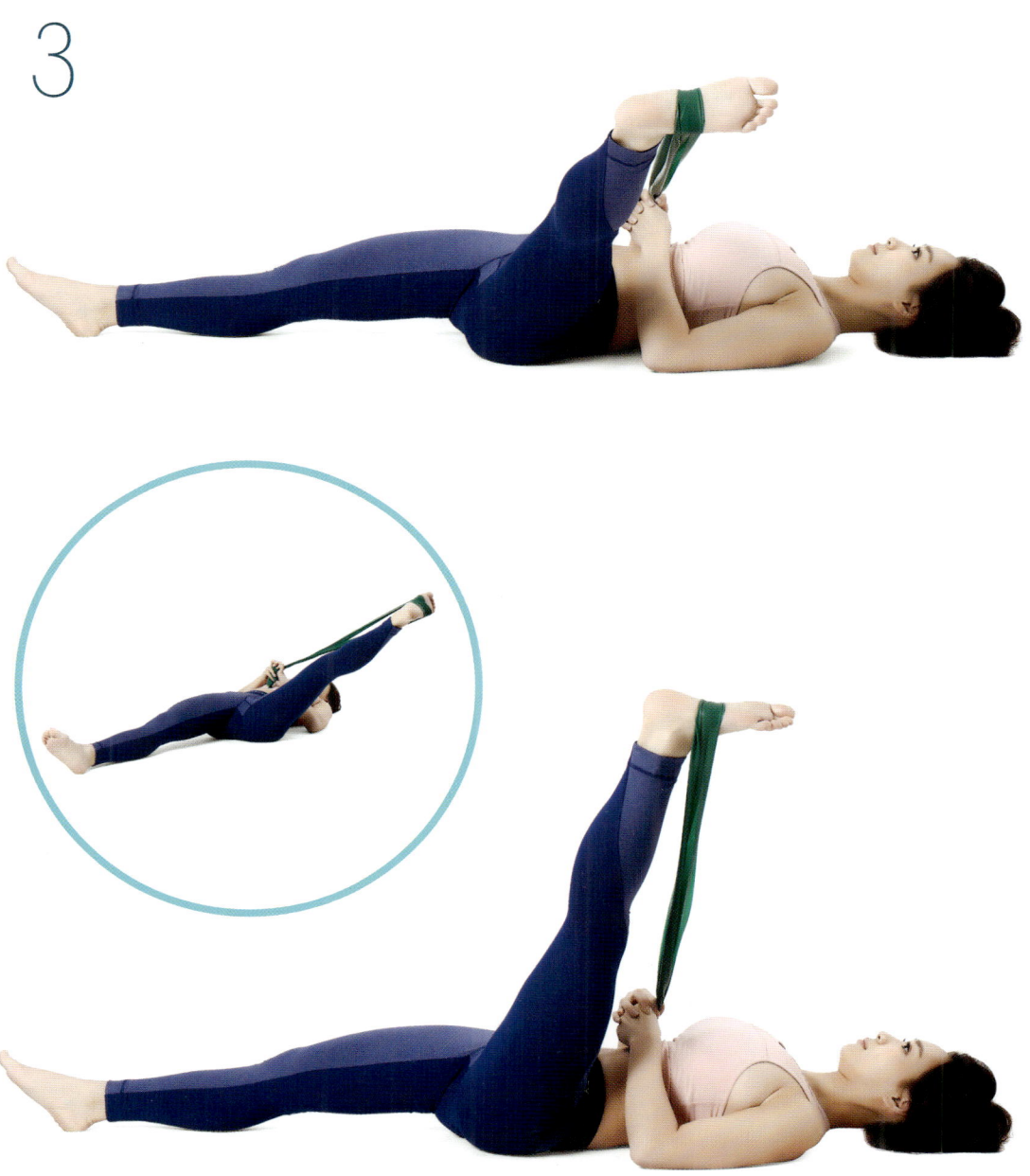

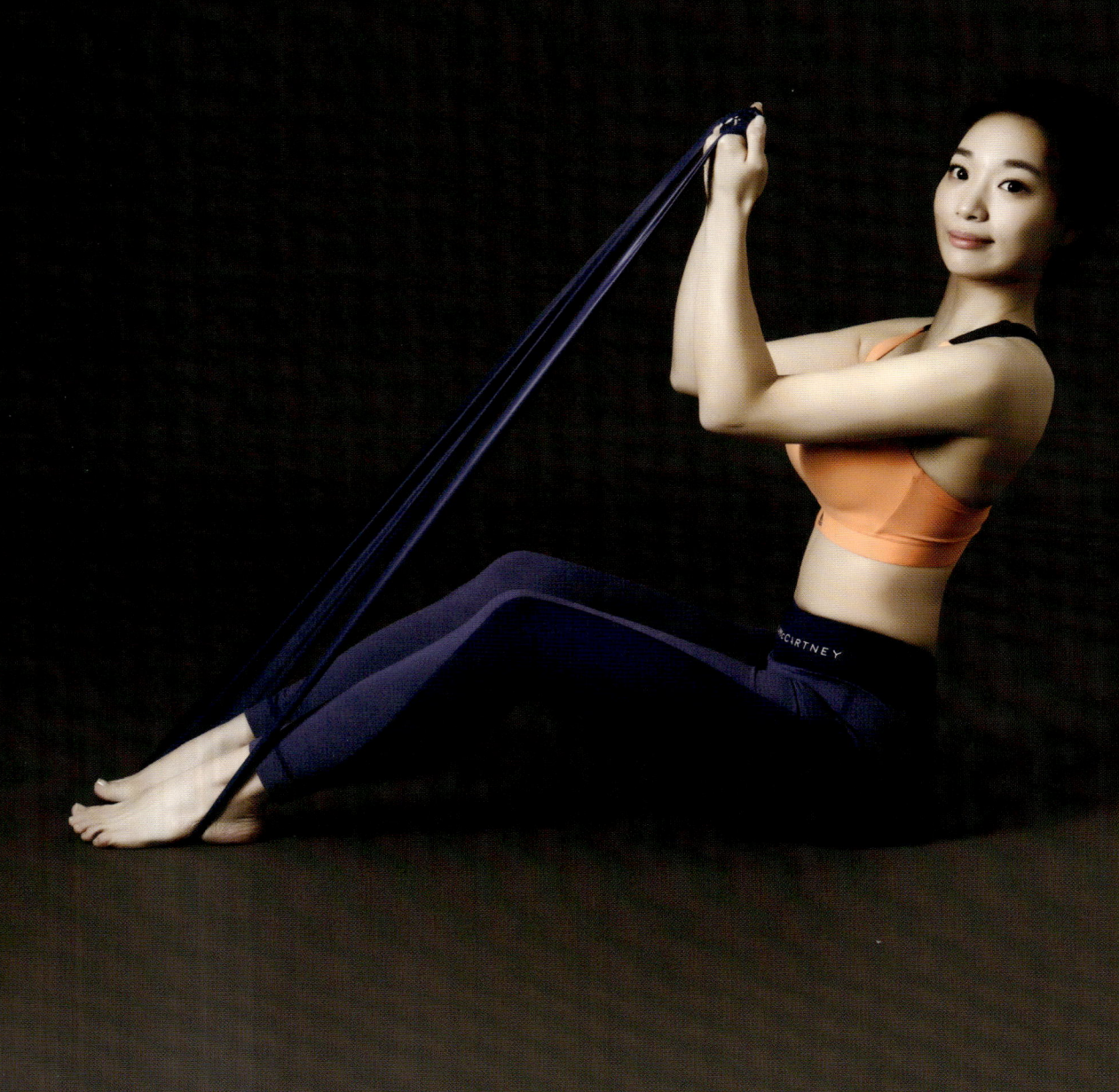

04

코어 운동

23. Rolldown 롤다운
24. Rolldown + Twist 롤다운 + 트위스트
25. Curl up 컬 업
26. Hundred 헌드레드
27. Double leg stretch 더블 레그 스트레치
28. Single leg stretch 싱글 레그 스트레치
29. Side stretch 사이드 스트레치
30. Side bend 사이드 밴드
31. Teaser 티저

23 롤다운
Rolldown

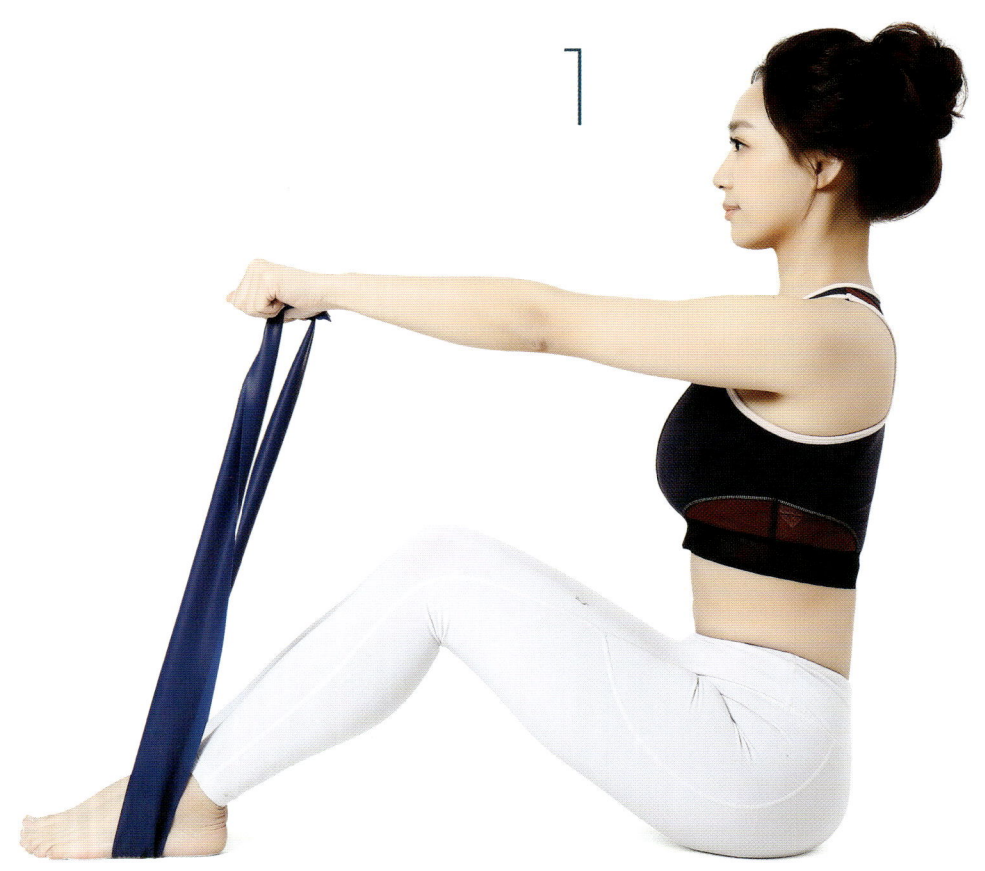

1

시작 자세
- 척추를 곧게 펴고 무릎을 골반 넓이로 세워 앉아 양손을 앞으로 뻗어 줍니다.

■ 숨을 내쉬며 아래 척추부터 둥글게 말아 머리가 닿을 때까지 천천히 내려갑니다.

2

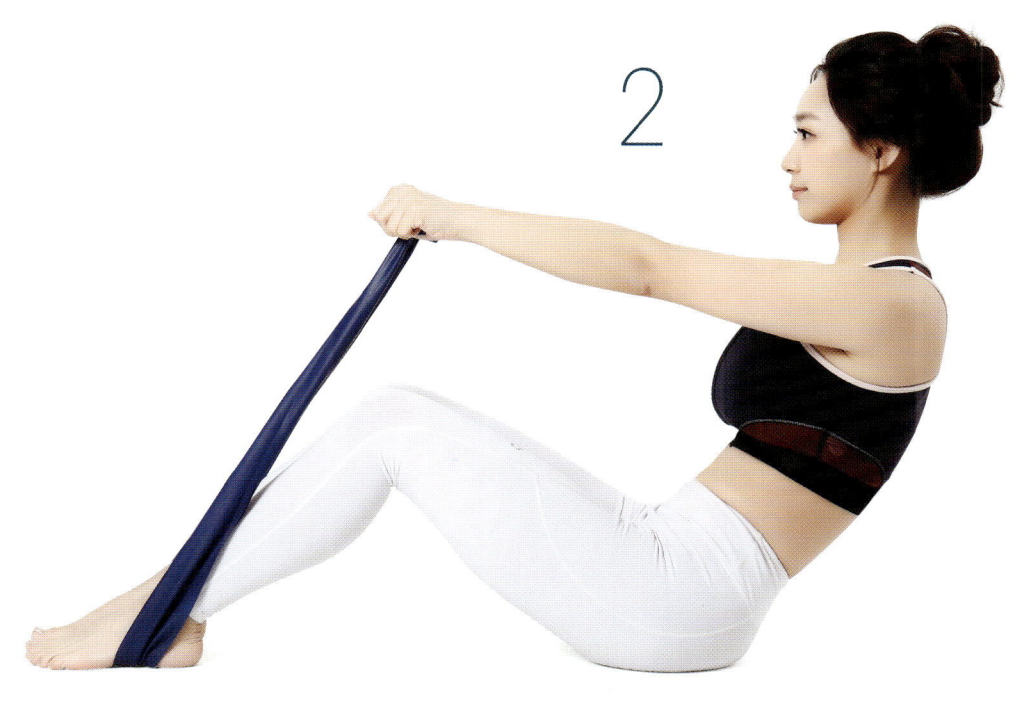

3

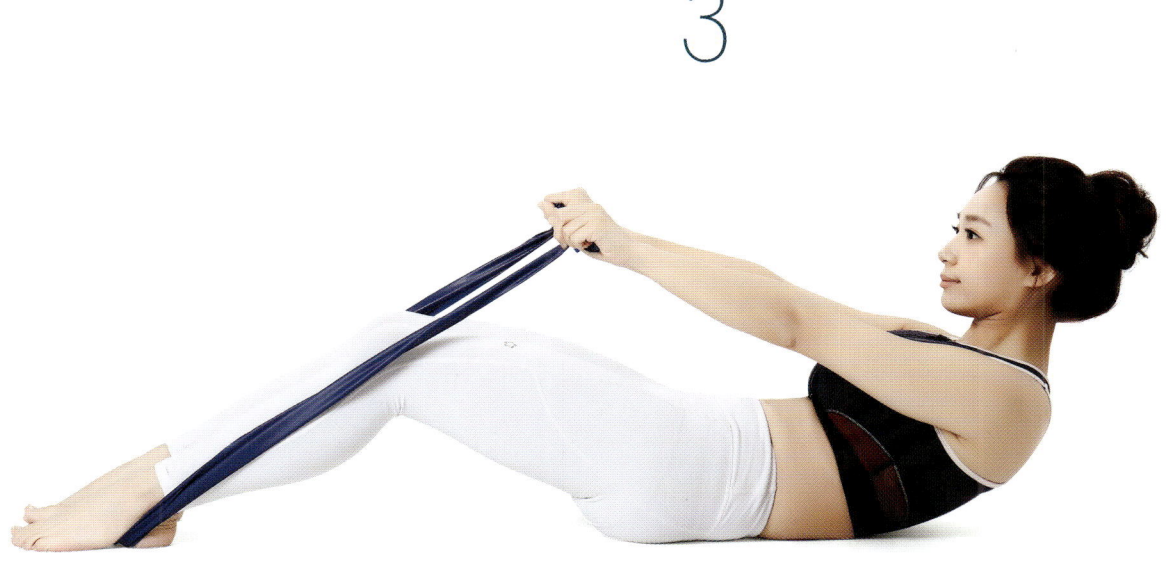

- 숨을 들이마시면서 몸을 길게 유지하고 숨을 내쉬며 턱부터 앞으로 당겨서 위에 있는 척추부터 천천히 시작 자세로 돌아옵니다.

⚠ 이때 밴드를 잡은 팔에 과하게 힘을 준 채 밴드를 잡아당기지 않도록 주의합니다.

4

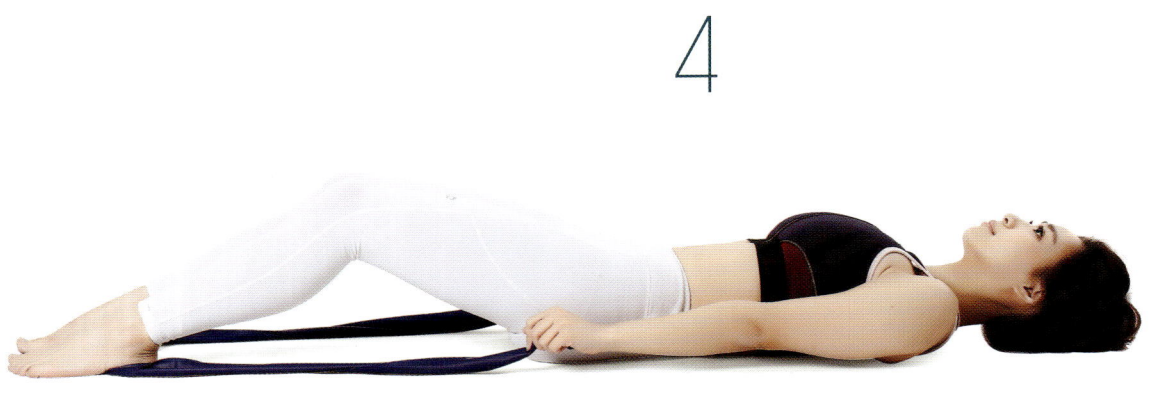

5

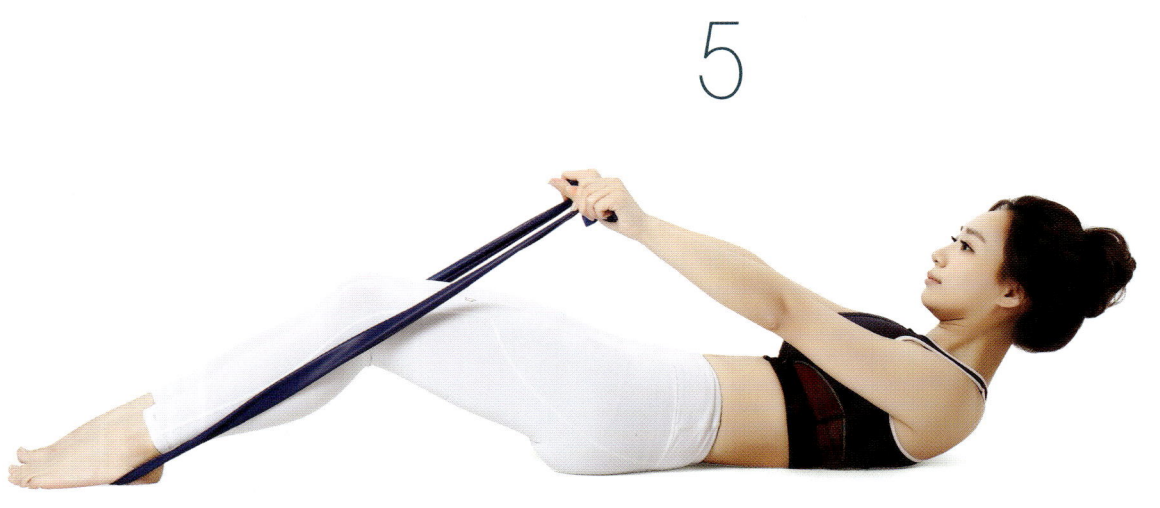

24 롤다운 + 트위스트
Rolldown + Twist

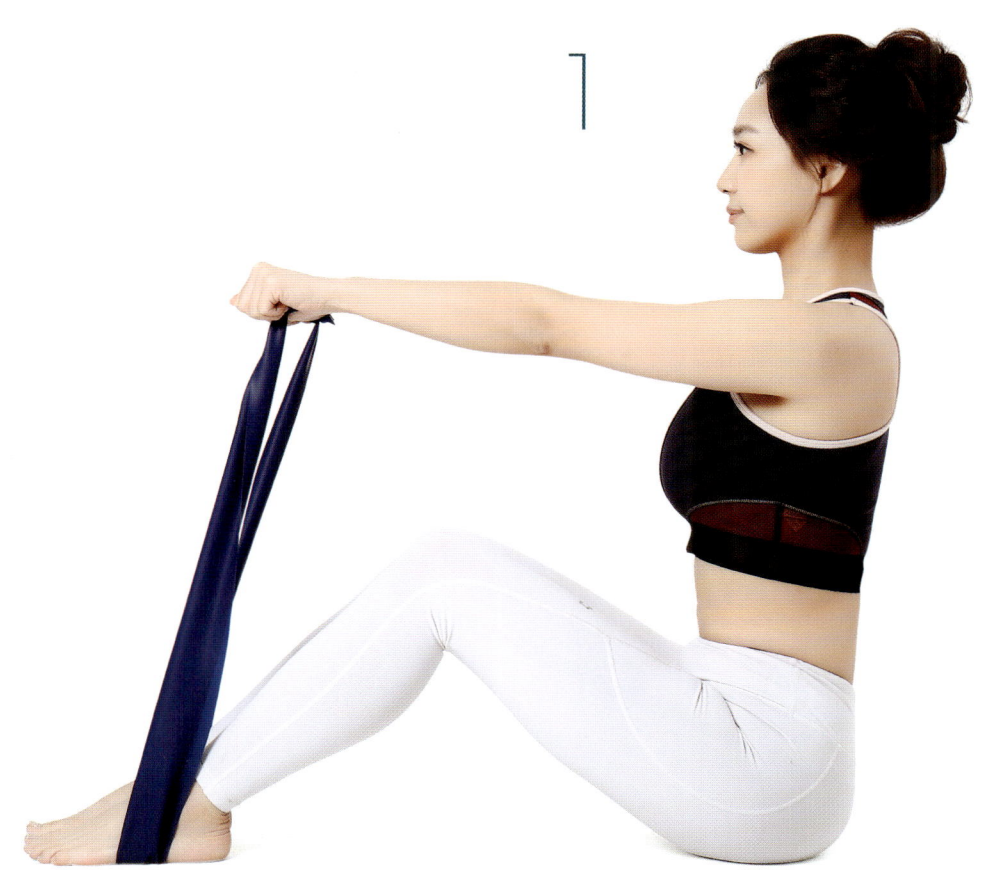

1

시작 자세

- 척추를 곧게 펴고 무릎을 골반 넓이로 세워 앉아 양손을 앞으로 뻗어 줍니다.

- 숨을 내쉬며 복부를 수축하고 몸이 흔들리지 않도록 유지한 채 몸을 사선으로 기울이며 척추를 회전시켜줍니다. 이때 시선은 뒤쪽의 손끝을 바라봅니다.
- 숨을 들이마시며 몸의 흔들림을 최소화하며 시작 자세로 돌아옵니다.

2

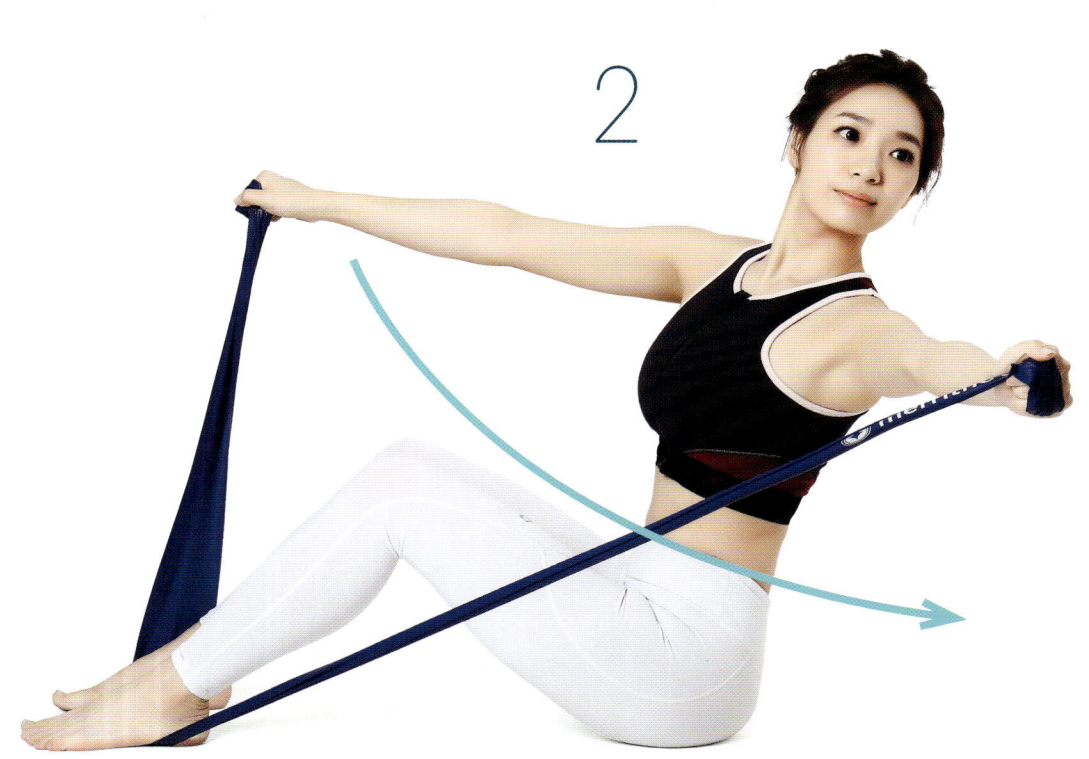

■ 반대쪽으로도 반복합니다.

3

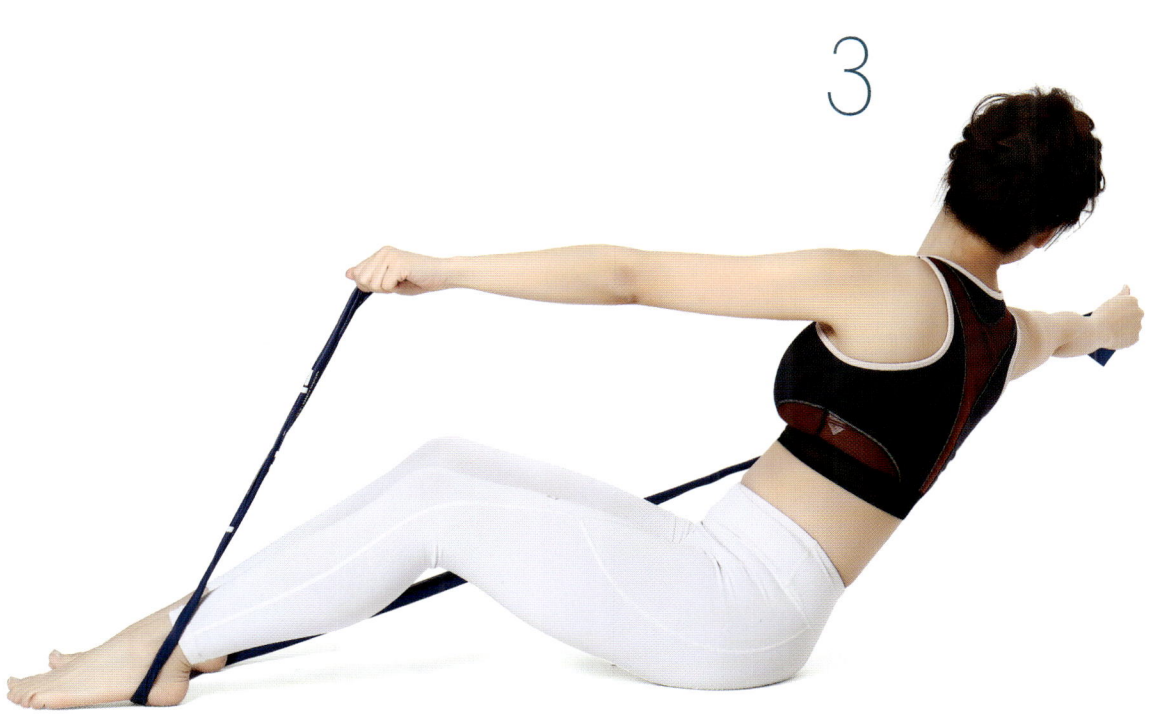

25 컬 업
Curl up

1

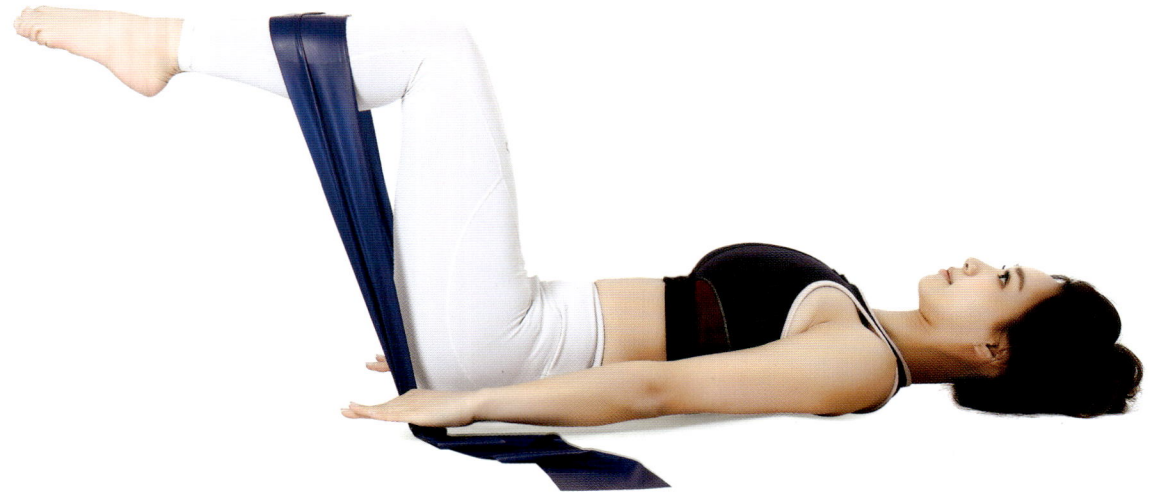

시작 자세
- 바로 누운 자세에서 양쪽 무릎을 90도로 구부려 들어줍니다. 양손은 밴드를 정강이 위에 걸어 골반 옆에 놓으세요.

- 숨을 내쉬며 복근을 수축하며 상체를 바닥에서 들어줍니다. 시선은 허벅지 사이를 바라봅니다.
- 숨을 들이마시며 몸을 이완시키고 어깨와 머리를 내려놓으며 시작 자세로 돌아옵니다.

2

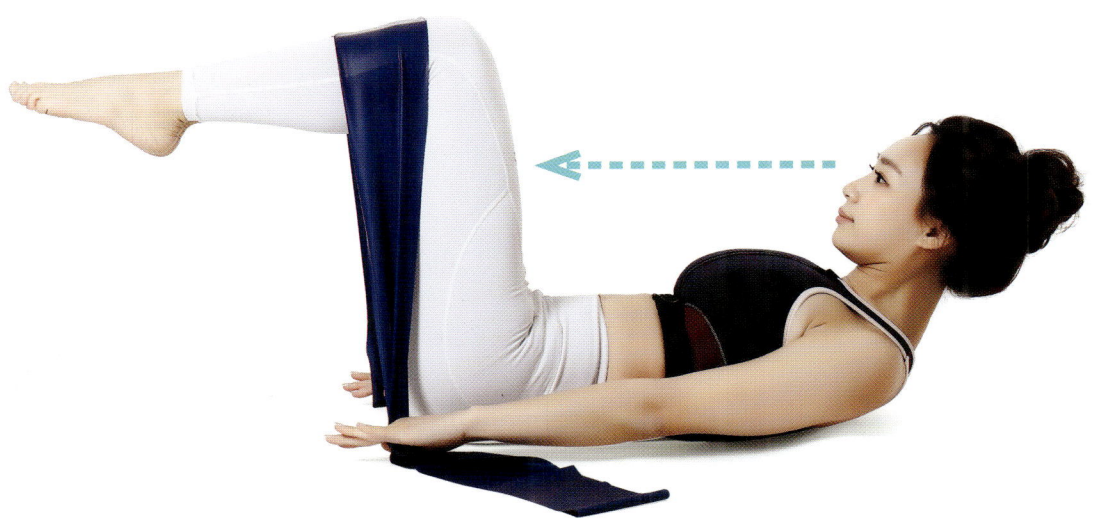

26 헌드레드
Hundred

1

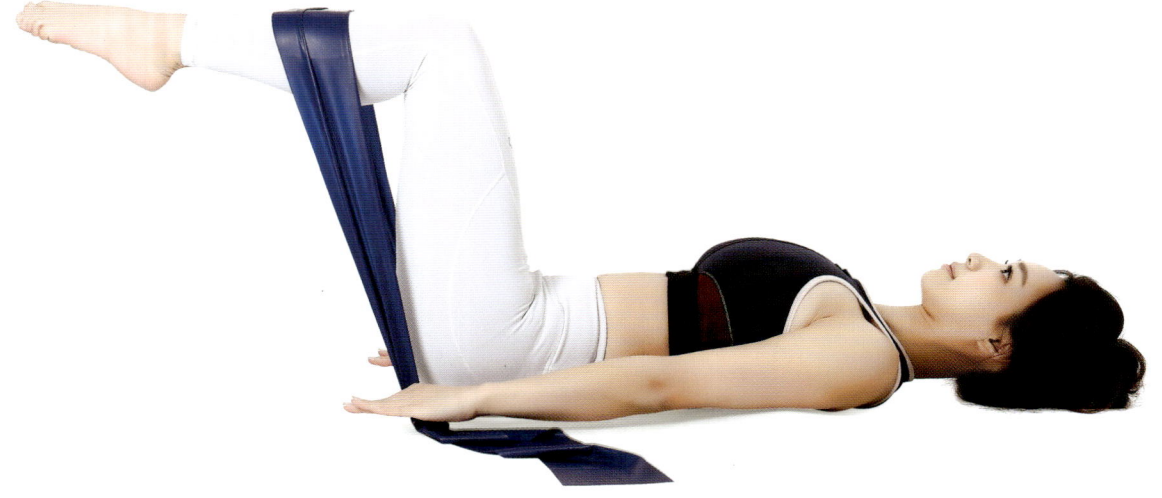

시작 자세
- 똑바로 누운 자세에서 양쪽 무릎을 90도로 구부려 들어줍니다. 양손은 밴드를 정강이 위에 걸어 골반 옆에 둡니다.

- 숨을 내쉬며 복근을 수축하며 상체를 바닥에서 들어줍니다. 시선은 허벅지 사이를 바라보세요. 여기까지는 컬 업과 같은 동작입니다.

2

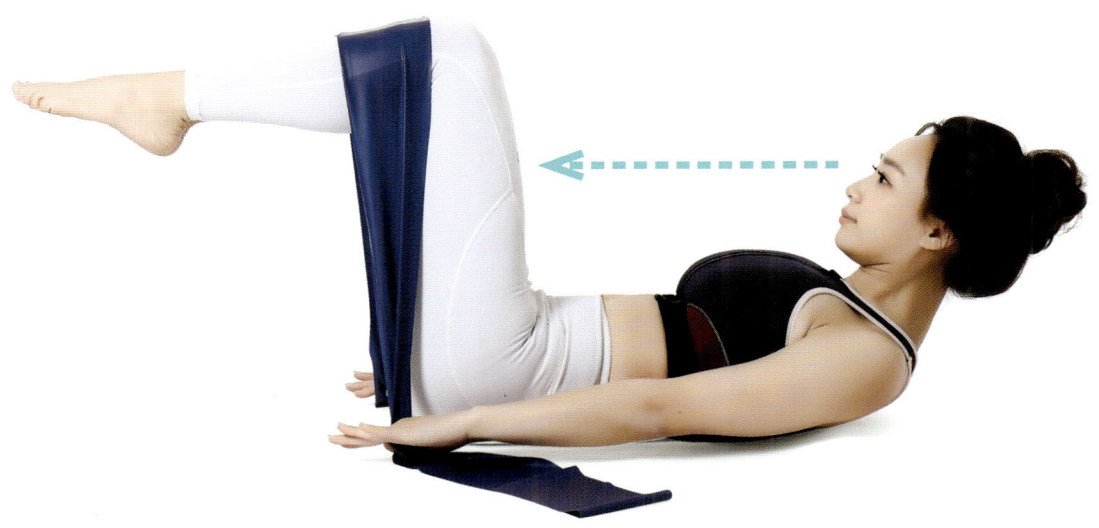

- 숨을 들이마시며 상체를 유지하면서 5회에 나누어 호흡을 마시는 동안 양팔을 곧게 편 채로 위아래로 흔들어줍니다.
- 숨을 내쉬며 상체를 유지하면서 5회에 나누어 호흡을 마시는 동안 양팔을 곧게 편 채로 위아래로 흔들어줍니다. (10번씩 반복하며 총 100회의 호흡을 합니다.)

3

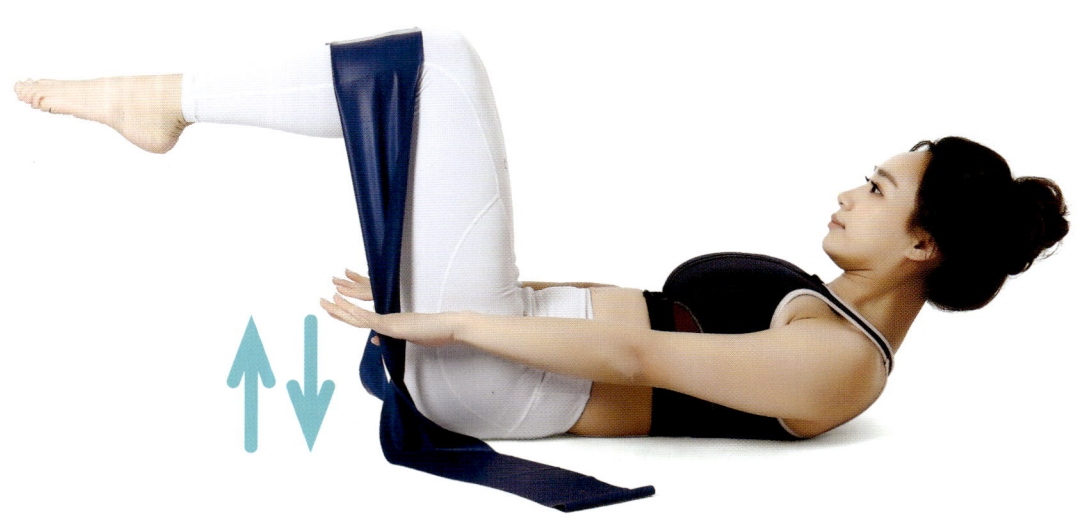

27 더블 레그 스트레치
Double leg stretch

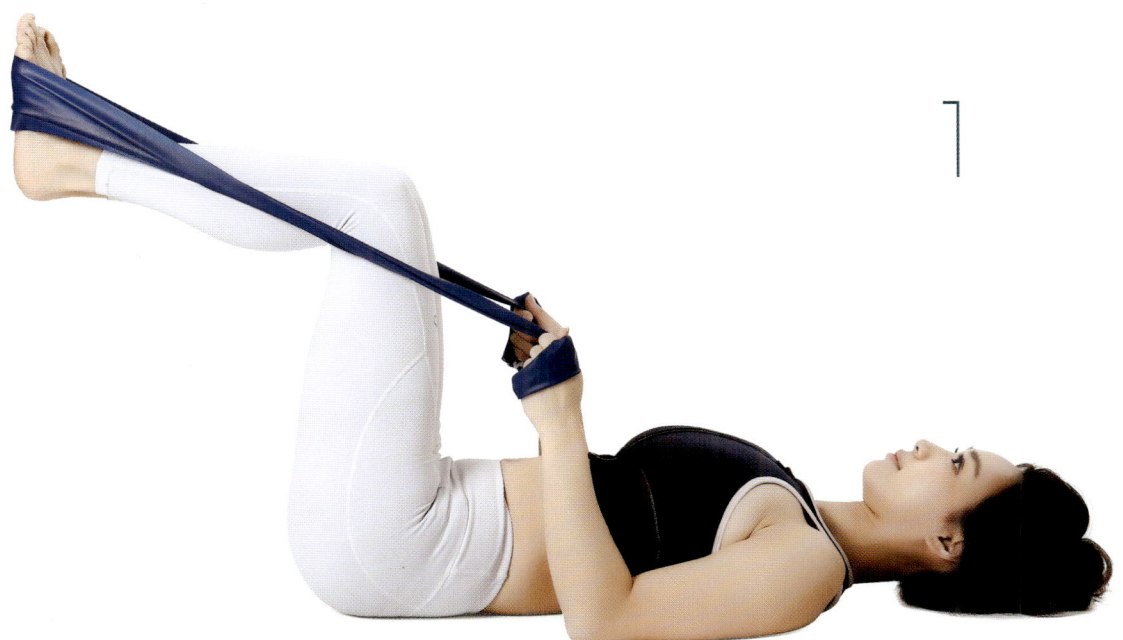

1

> **시작 자세**
> - 바르게 누운 자세에서 양다리를 들어 올리고 양손으로는 밴드를 가볍게 잡아줍니다.

- 숨을 내쉬며 복부를 수축하여 상체를 들어올립니다.
- 숨을 들이마시며 양팔은 머리 위로, 두 다리는 모아 대각선으로 뻗어줍니다.

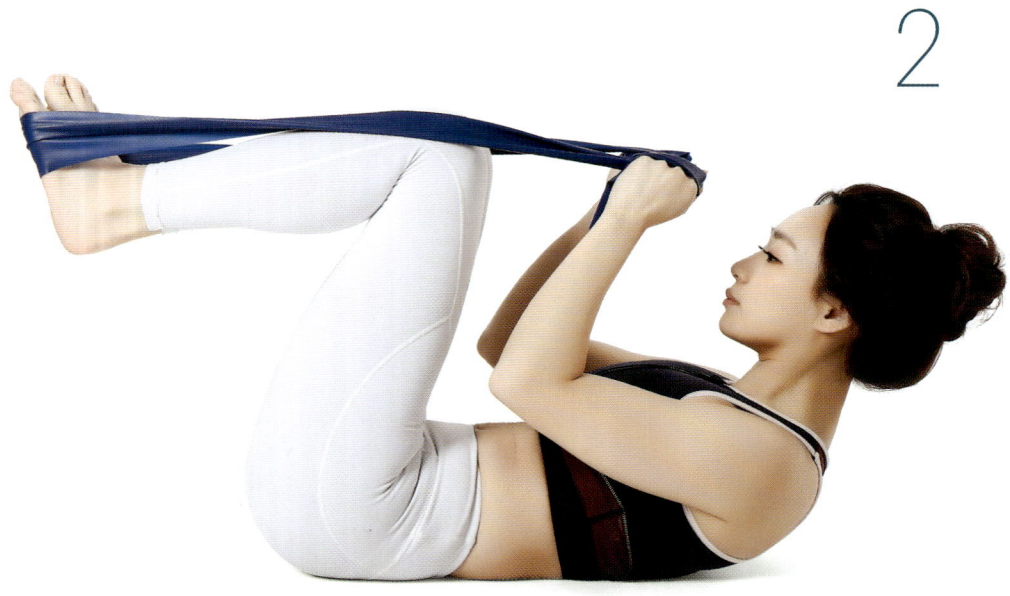

2

■ 숨을 내쉬며 복부를 수축하고 양팔로 큰 원을 그리며 시작 자세로 돌아옵니다.

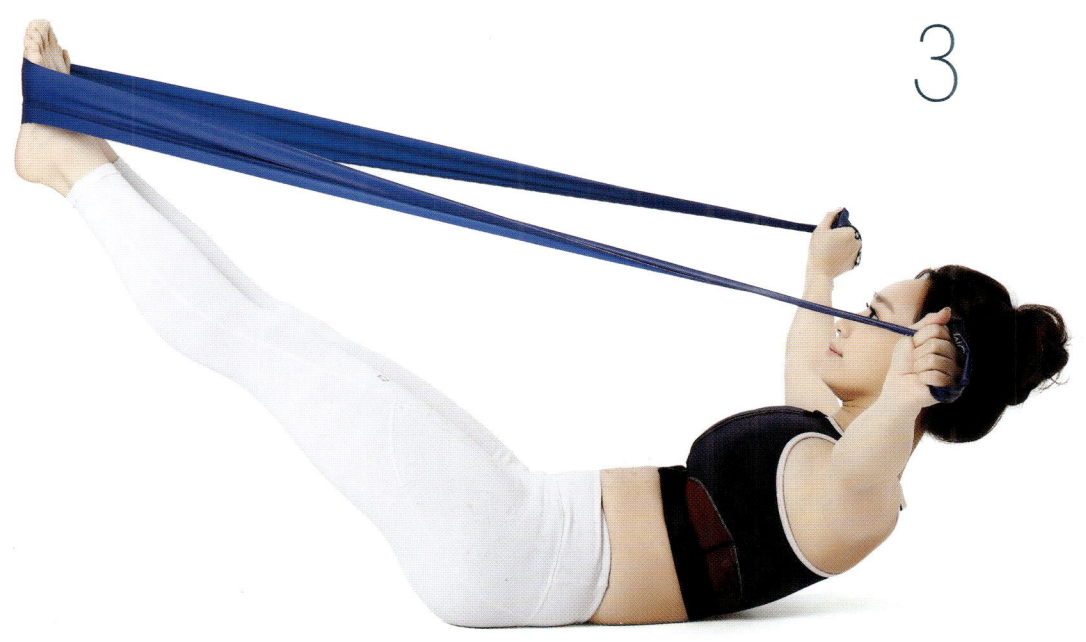

3

28 싱글 레그 스트레치
Single leg stretch

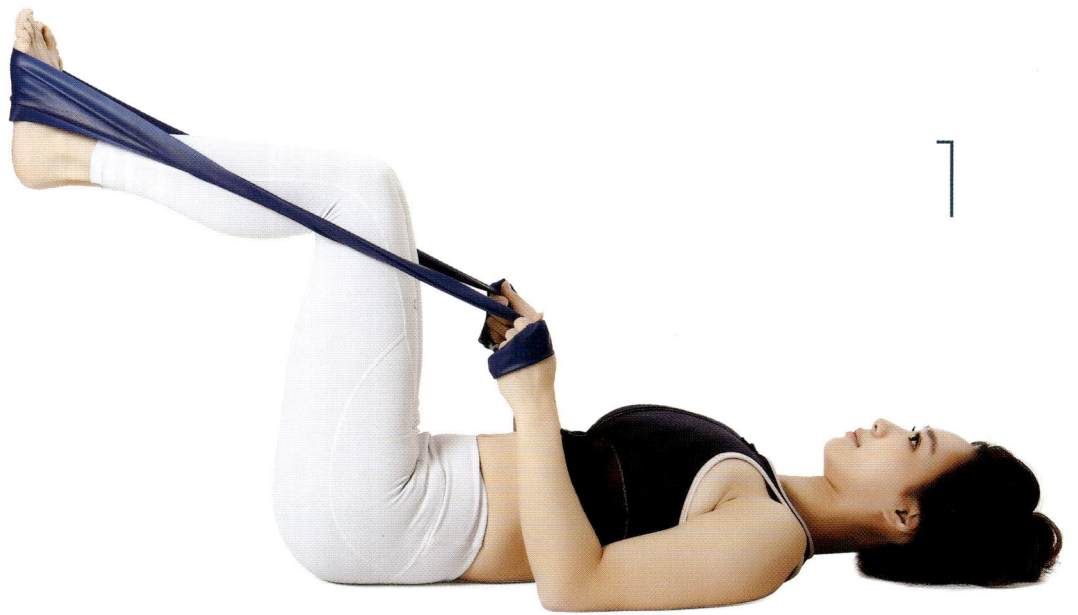

1

시작 자세
- 바르게 누운 자세에서 양다리를 들어 올리고 양손으로 밴드를 가볍게 잡아줍니다. 밴드는 한쪽 발에만 감아줍니다

- 숨을 내쉬며 복부를 수축하여 상체를 들어 올리고 한쪽 다리를 45도로 뻗어줍니다. 이때 허리가 뜨지 않도록 복부를 계속해서 수축한 상태를 유지합니다.
- 숨을 들이마시며 뻗은 다리를 굽혀 시작 자세로 돌아옵니다.

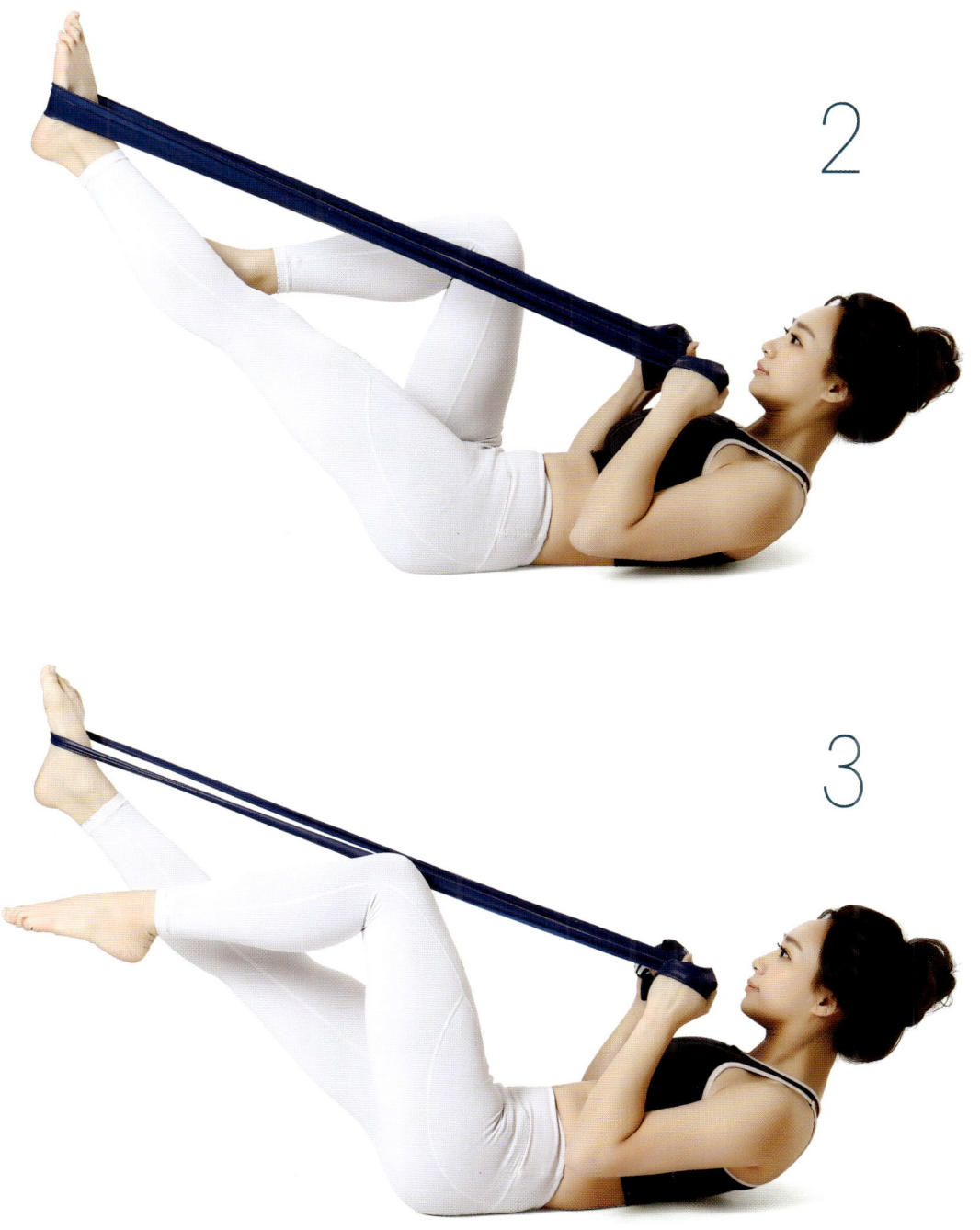

29 사이드 스트레치
Side stretch

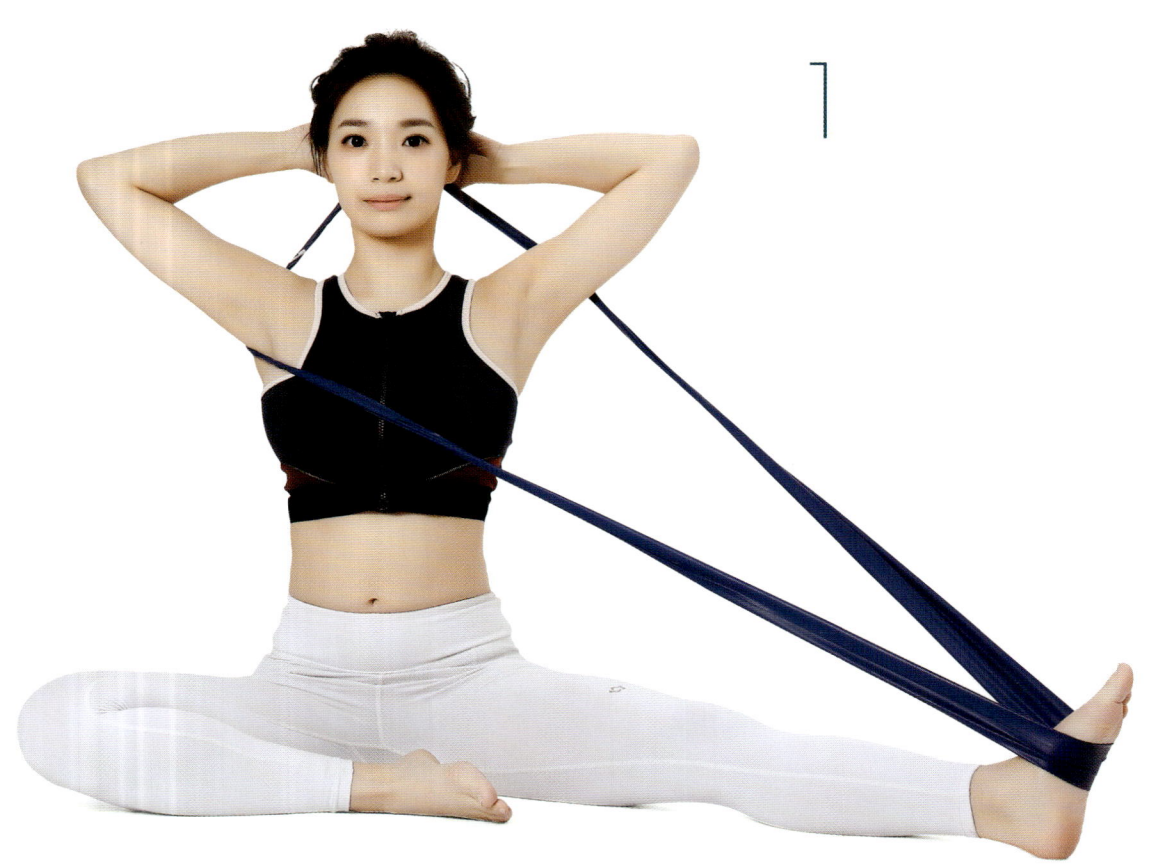

1

시작 자세

- 척추를 곧게 펴고 앉은 상태에서 한쪽 무릎은 구부려 몸 가까이에 두고 반대쪽 다리는 발바닥에 밴드를 걸고 곧게 뻗어 발등을 몸쪽으로 당겨줍니다. 양손은 밴드를 잡아 머리 뒤쪽에 놓습니다.

- 숨을 내쉬며 뻗은 다리쪽으로 척추를 옆으로 기울여 줍니다. 이때 양쪽 엉덩이에 체중을 같게 유지하여 골반이 한쪽으로 들리지 않도록 합니다.

⚠️ **어깨가 올라가지 않도록 주의합니다.**

- 숨을 들이마시며 척추를 천장쪽으로 더 길게 유지하며 시작 자세로 돌아옵니다.

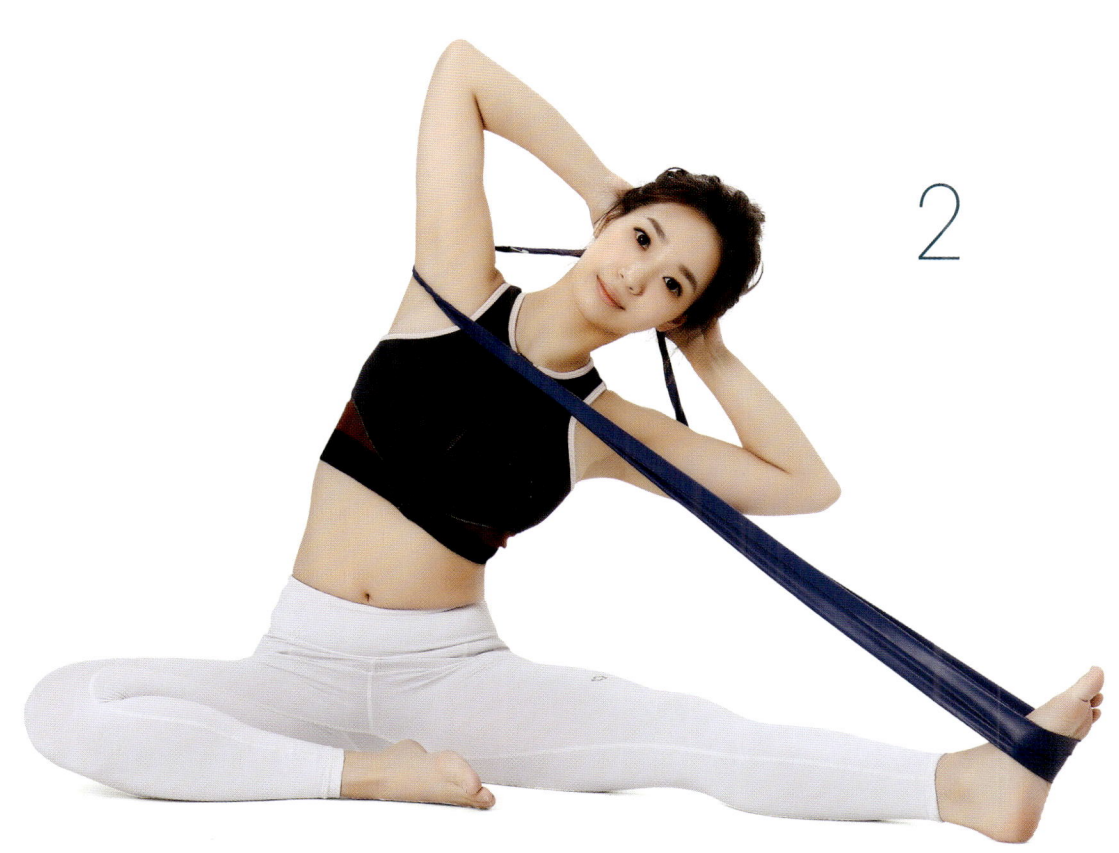

30 사이드 밴드
Side bend

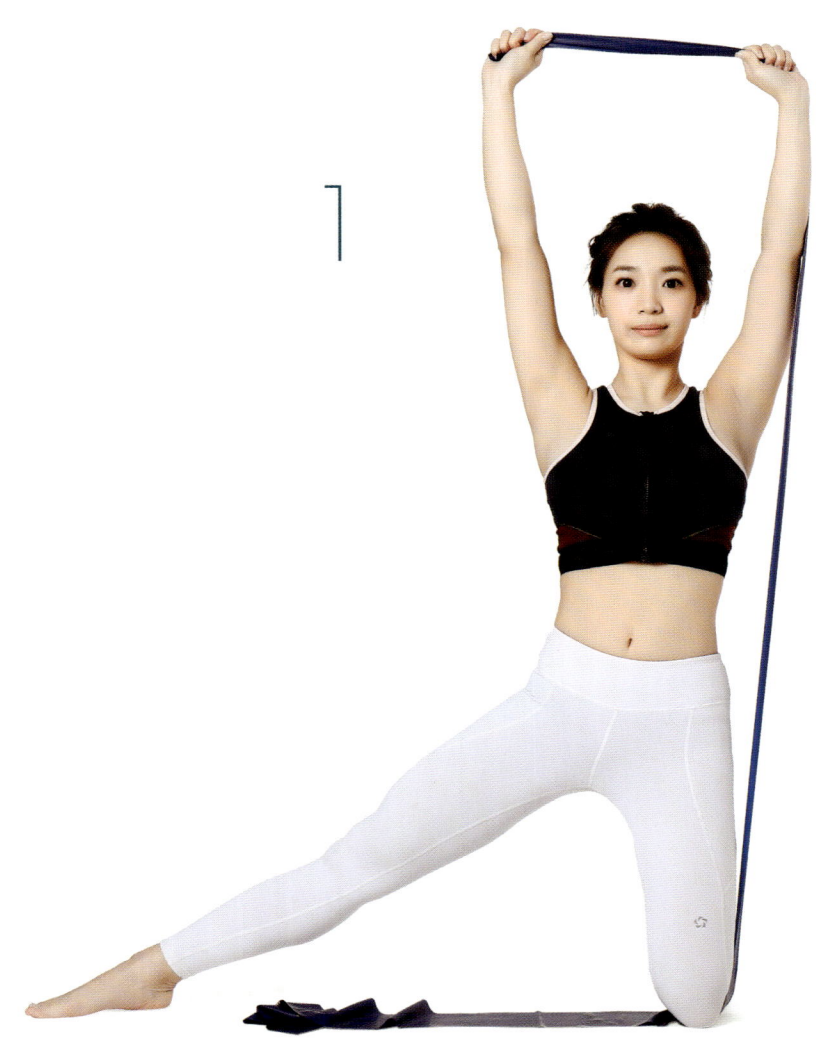

1

시작 자세
- 무릎을 대고 서서 한쪽 다리를 옆으로 곧게 뻗어줍니다. 반대쪽 다리는 밴드를 누르고 양손으로 가볍게 밴드를 잡아 머리 위로 뻗어줍니다.

- 숨을 내쉬며 복부를 수축하고 척추를 길게 뻗어내는 느낌으로 사선으로 몸을 기울여 줍니다. 몸의 측면 근육들을 수축하여 몸통의 안정성을 유지합니다.
- 숨을 들이마시며 몸을 무너지지 않게 유지하며 시작 자세로 돌아옵니다.

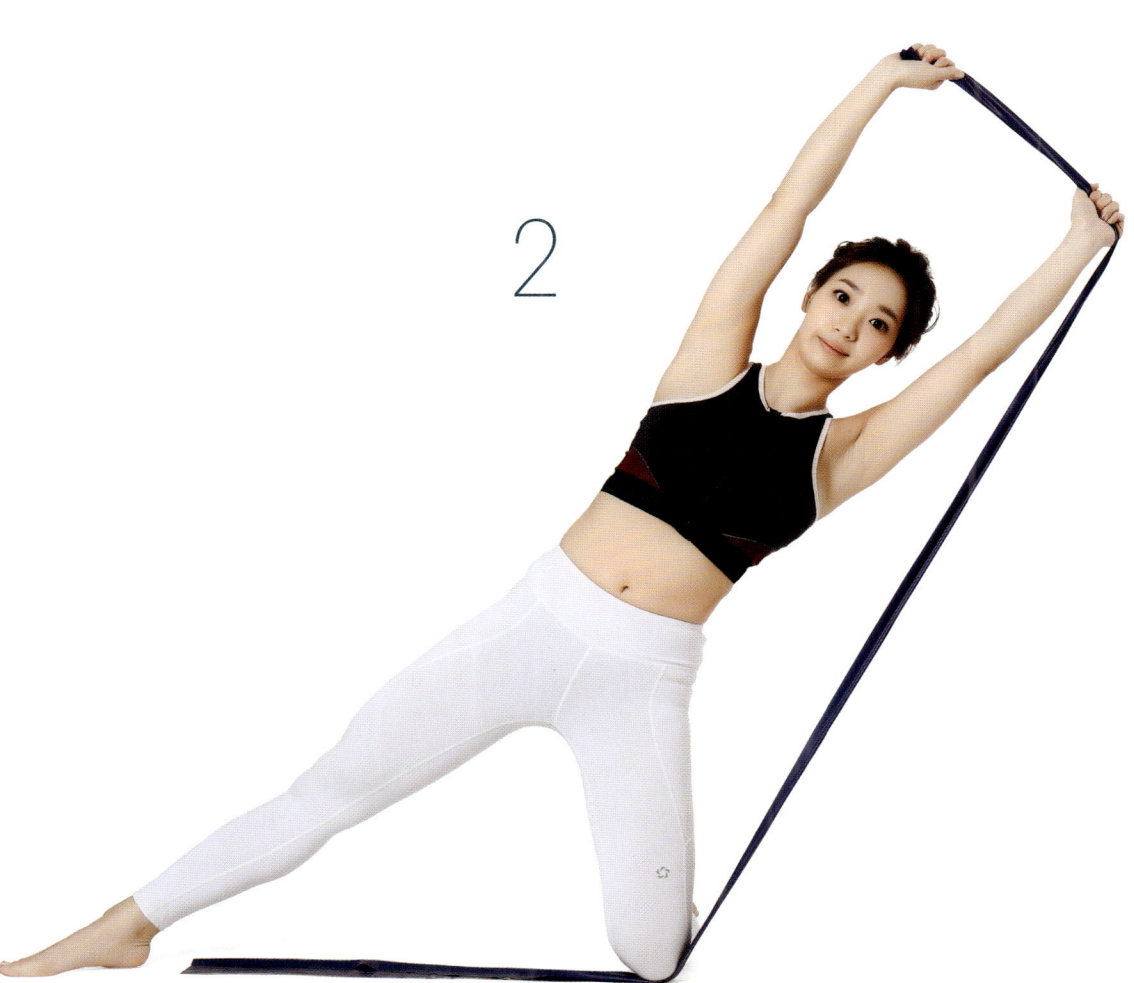

31 티저
Teaser

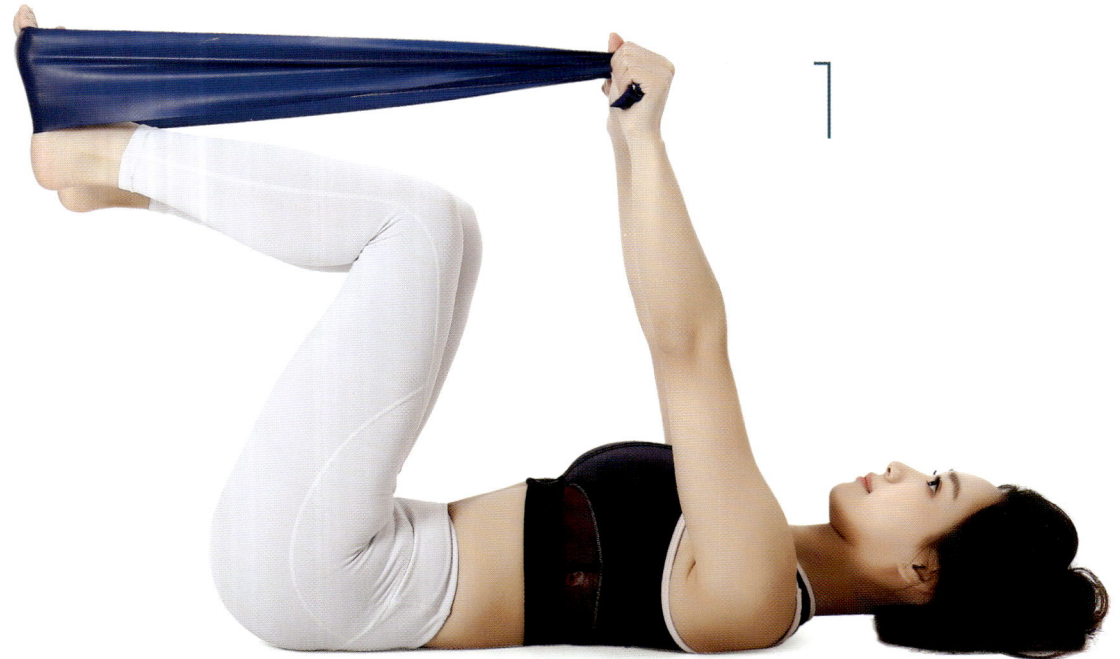

1

시작 자세
- 바로 누운 자세에서 양쪽 무릎을 90도로 구부려 들어줍니다. 양손은 밴드를 발바닥에 걸어 가볍게 잡아 앞으로 뻗어줍니다.

- 숨을 내쉬며 복부를 수축하여 위에 척추부터 (머리-등-허리 순으로) 상체를 들어올립니다. 그리고 두 다리를 모아 대각선으로 뻗어줍니다. 허리를 펴서 몸을 V자로 만드세요.

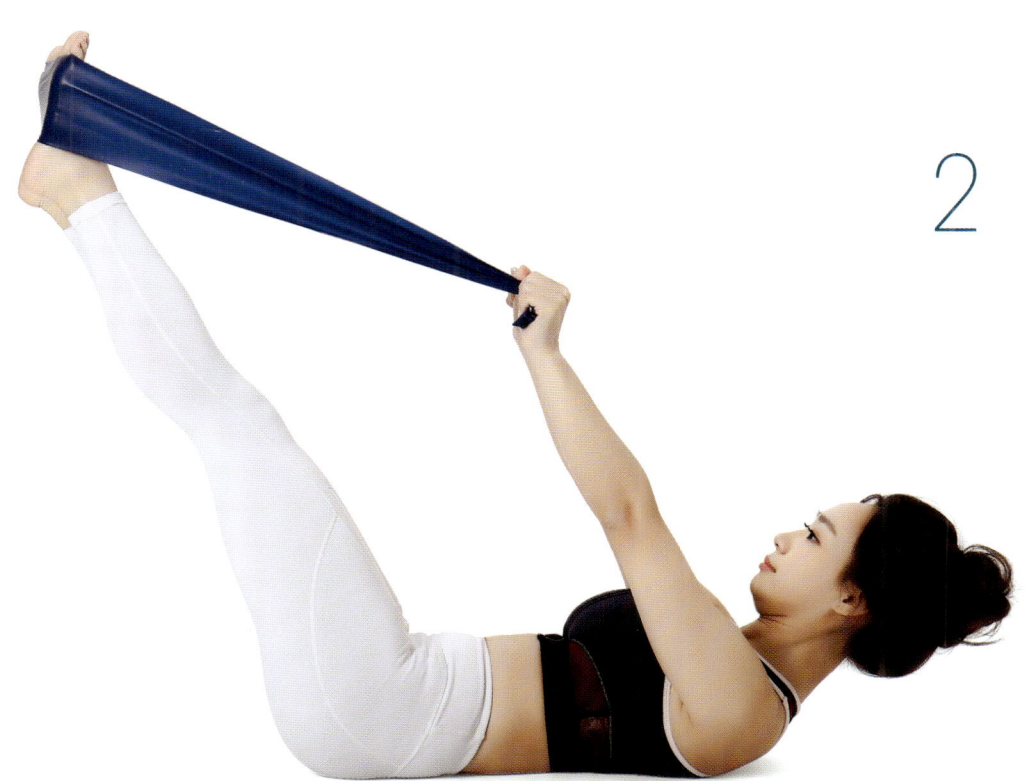

2

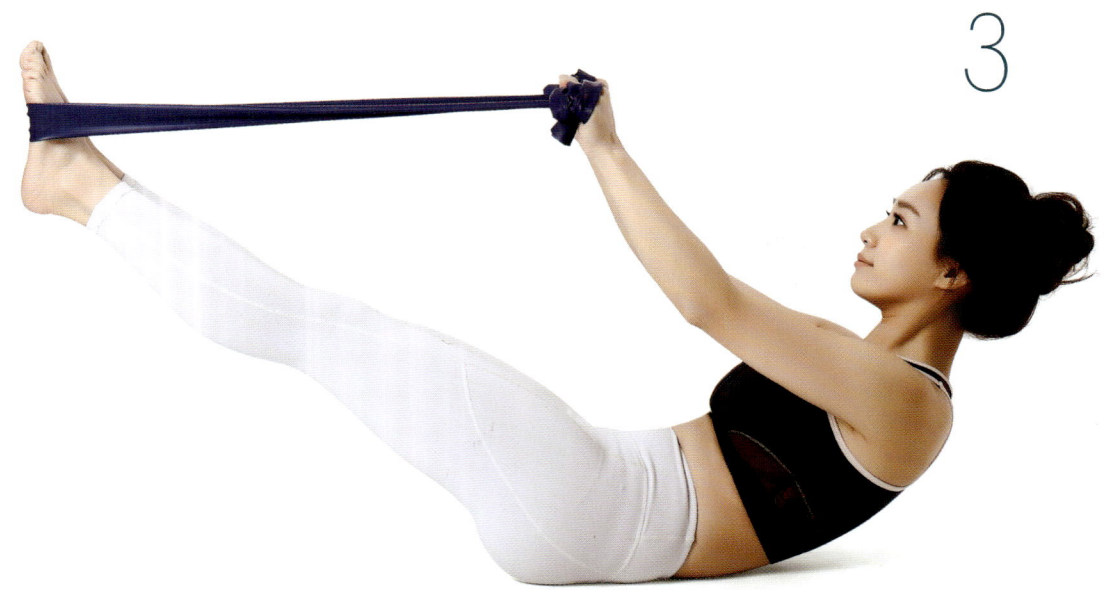

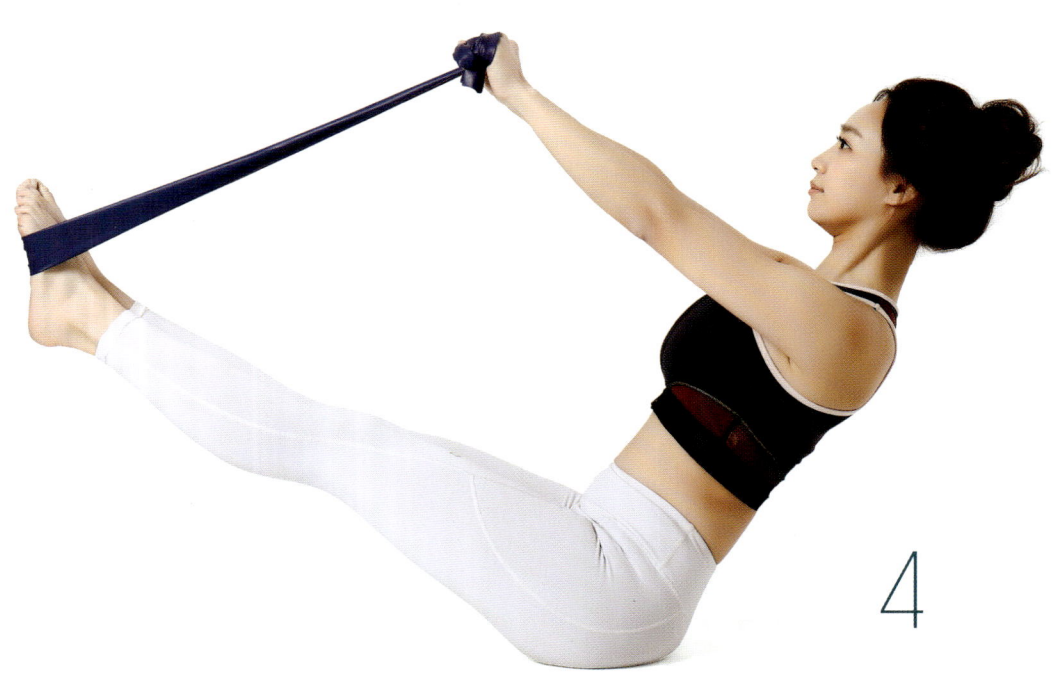

- 숨을 들이마시며 몸을 이완시키고 아래 척추부터 (허리—등—머리 순으로) 천천히 어깨와 머리까지 내려놓아 시작 자세로 돌아옵니다.

⚠ 목과 어깨가 긴장하지 않도록 몸통 근육들을 활성화시켜야 합니다.

5

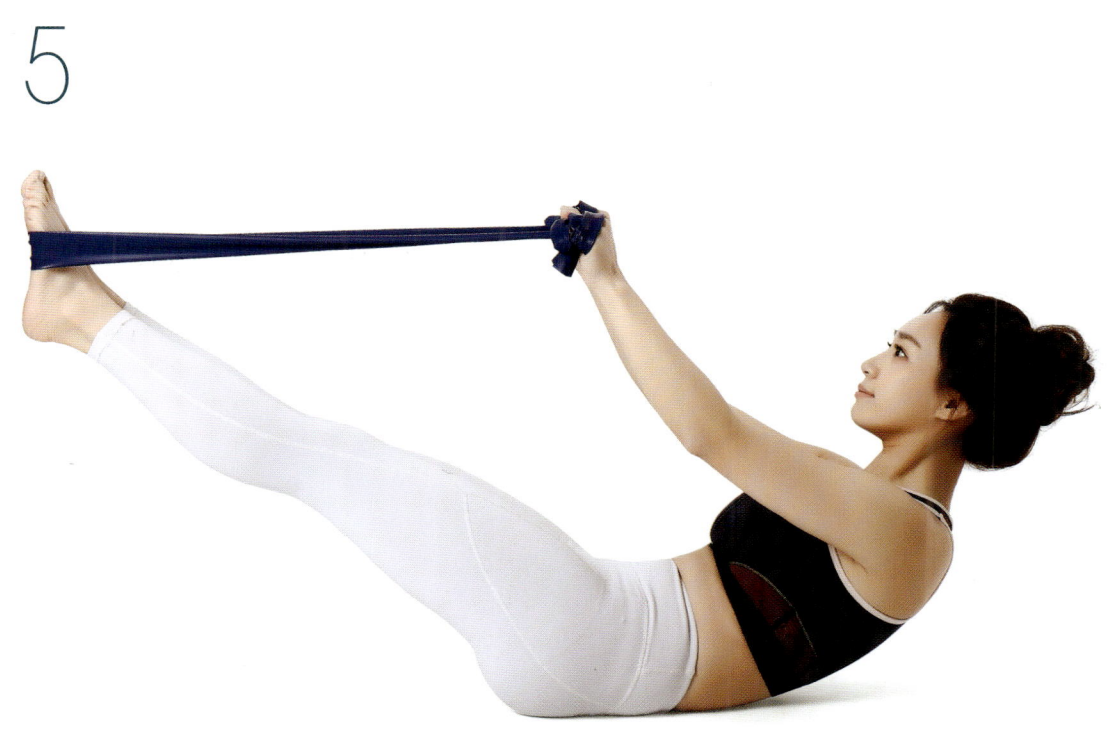

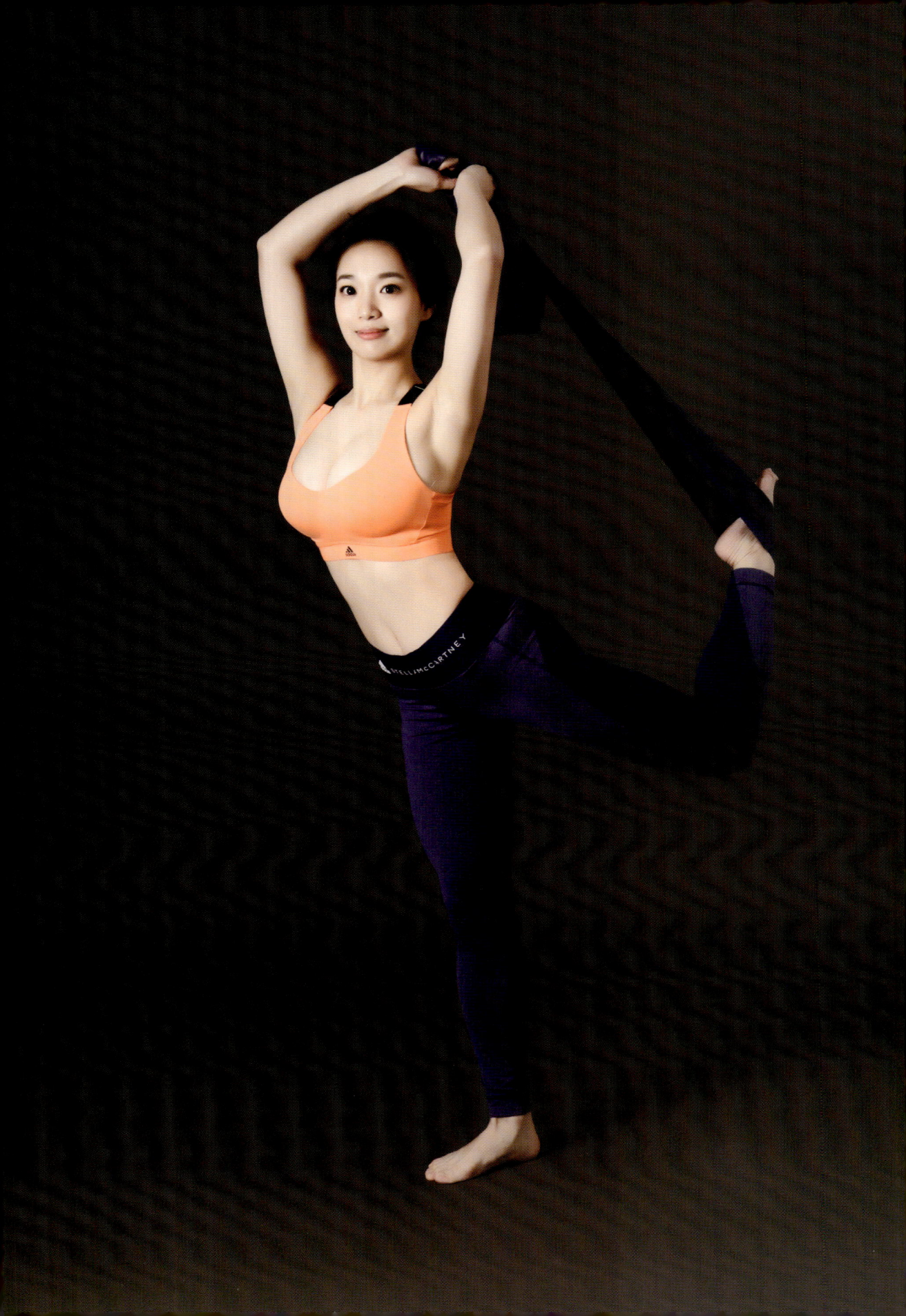

05

측면 운동

32. The saw 더 소우
33. Swan 스완
34. Standing hip extension 스탠딩 힙 익스텐션
35. Lunging rhomboids 럼보이드(능형근) 운동
36. Chest expansion 체스트 익스팬션
37. Row back 로우 백
38. Double leg kick 더블 레그 킥
39. Pointer 포인터

32 더 소우
The saw

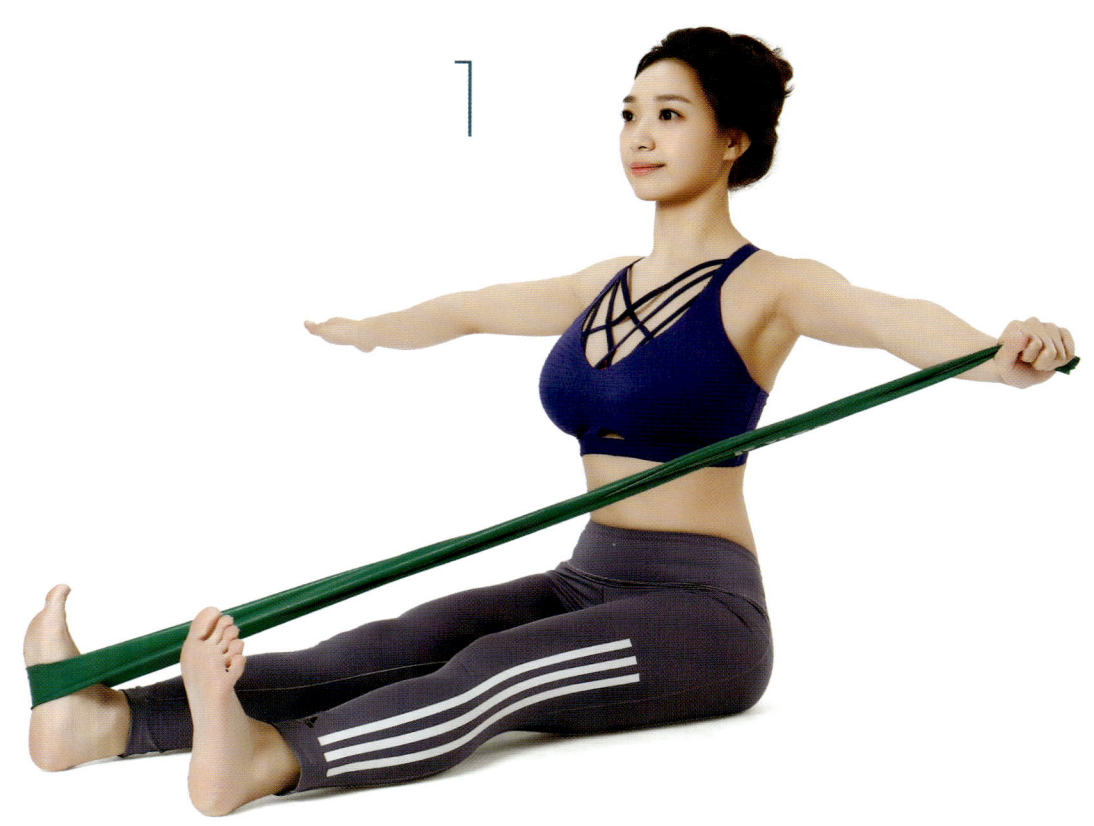

1

시작 자세

■ 척추를 세우고 앉은 자세에서 다리를 어깨너비로 벌리고 팔은 어깨 높이에서 옆으로 뻗어줍니다. 발등은 몸쪽으로 당겨줍니다.

■ 숨을 내쉬고 몸을 밴드를 잡은 손 방향으로 회전하고 밴드를 잡은 손을 사선 방향으로 해서 뒤로 뻗어줍니다. 반대쪽 손은 손등이 반대쪽 새끼발가락 방향을 향하도록 해서 밀어줍니다.

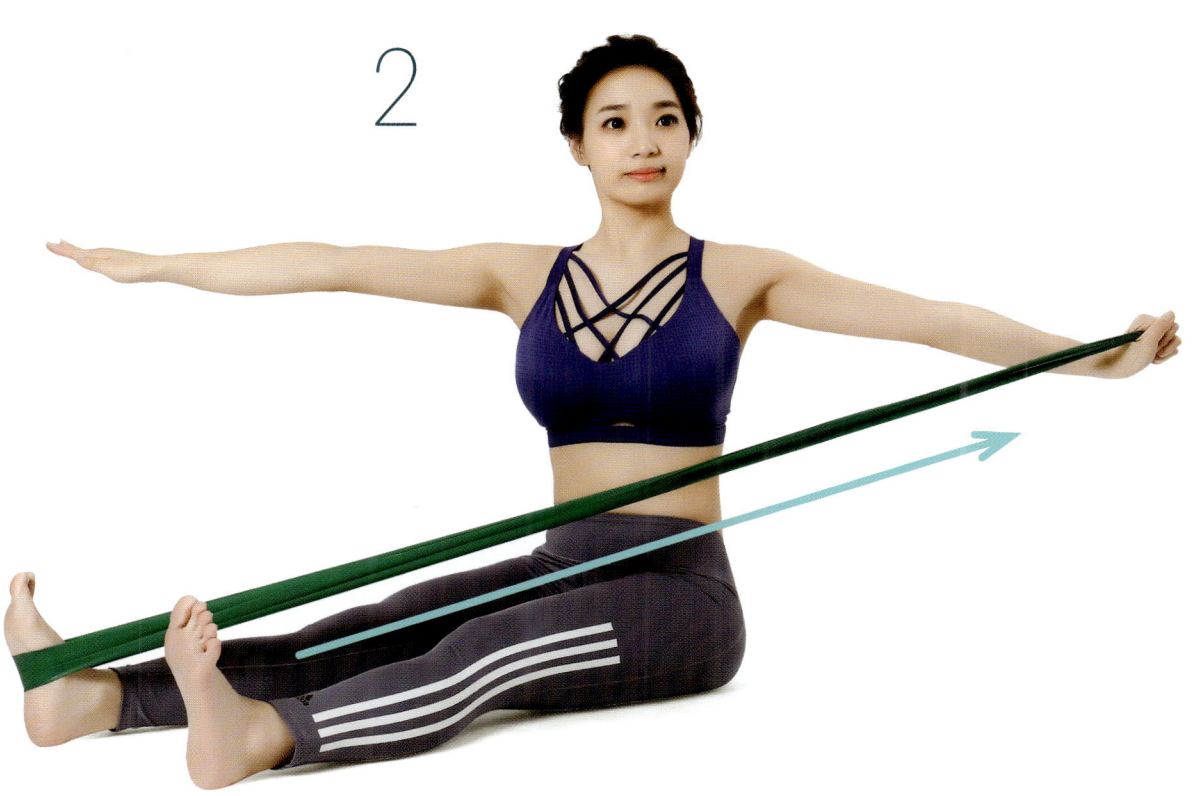

- 호흡을 짧게 세 번 정도 숨을 내쉬며 복부를 수축하고 반동을 줍니다. 이 때 양팔은 서로 반대 방향으로 길게 뻗어 가슴을 열어줍니다.

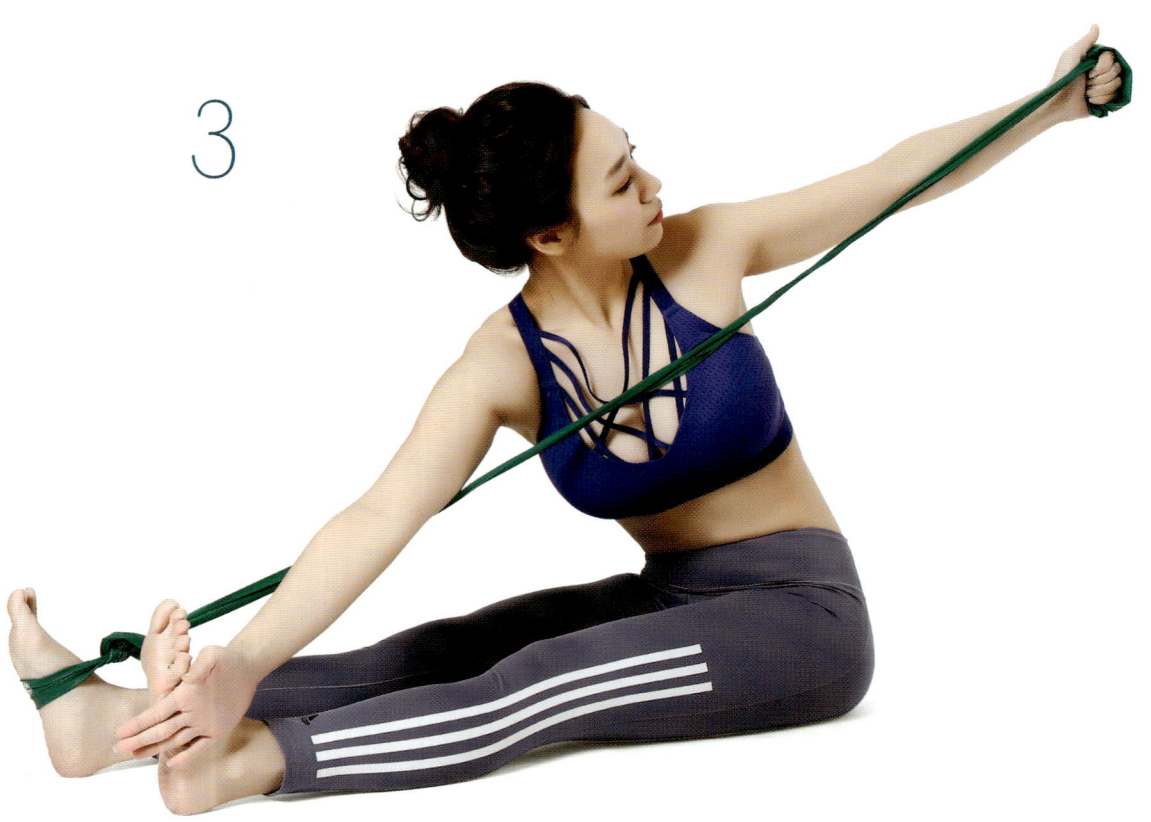

3

- 숨을 들이마시며 시작 자세로 돌아옵니다.
- 이런 식으로 반대쪽으로도 반복합니다.

4

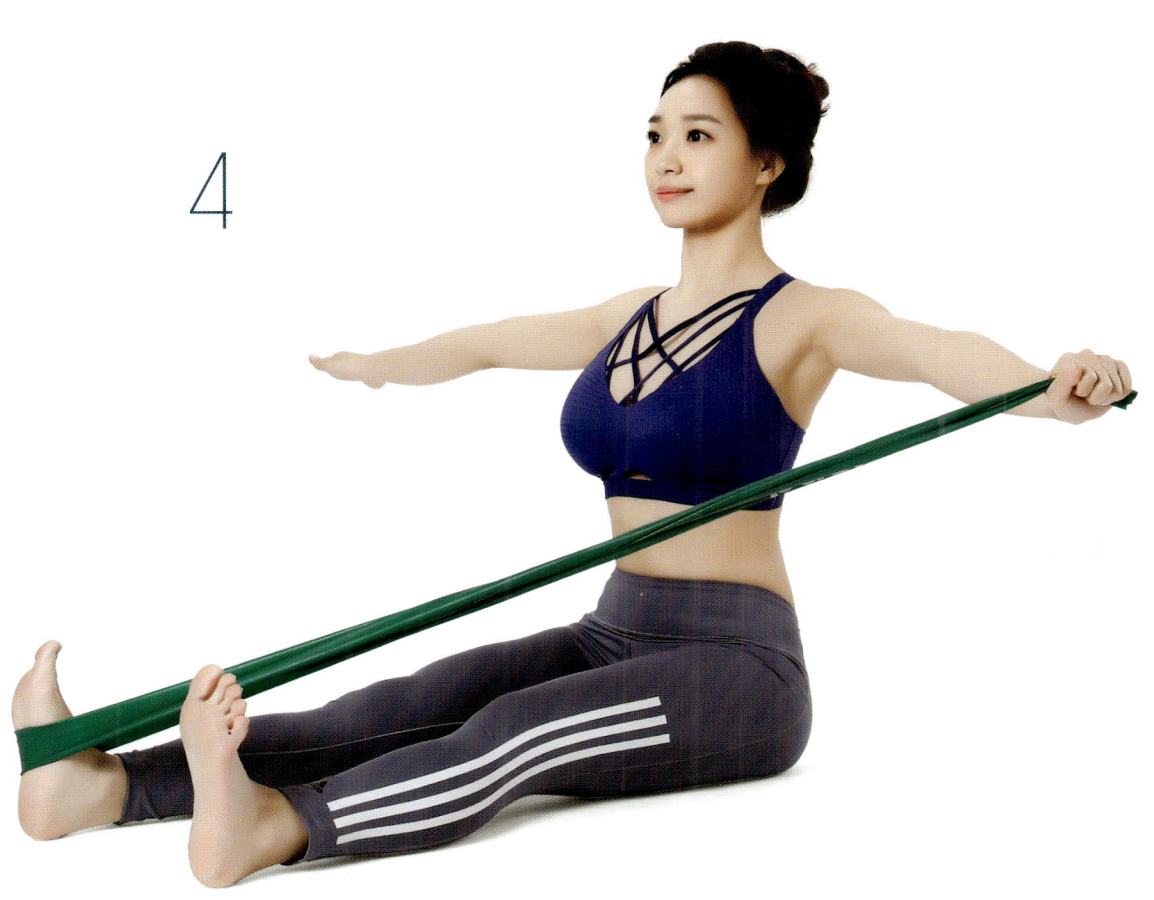

33 스완
Swan

1

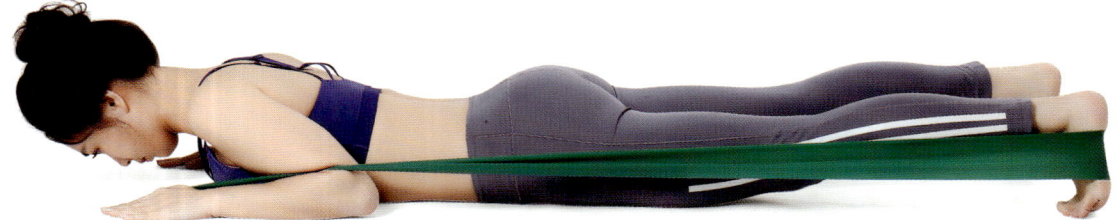

시작 자세
- 엎드린 자세에서 팔꿈치를 구부려 몸통 옆에 붙입니다.

■ 숨을 내쉬며 양손을 앞으로 뻗어내면서 복부를 수축하고 양손으로 바닥을 누르며 상체를 일으킵니다. 이때 허리가 과하게 꺾이지 않도록 엉덩이와 복부에 힘을 줍니다.

2

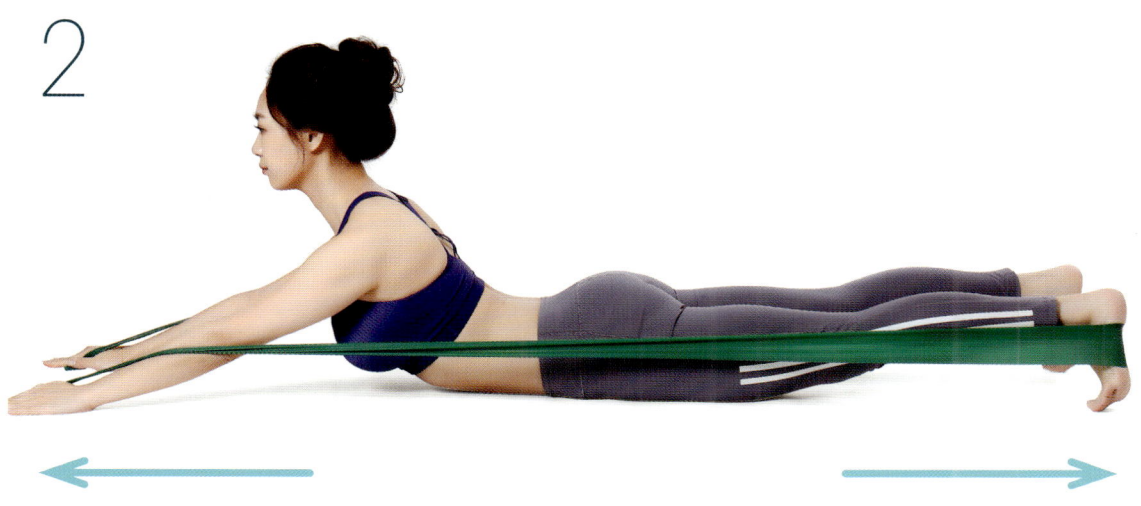

■ 숨을 들이마시고 자세를 유지하고
  숨을 내쉬며 복부를 수축하고 척추를 최대한 길게 늘이며 양팔과 다리를 멀리 뻗어줍니다.

3

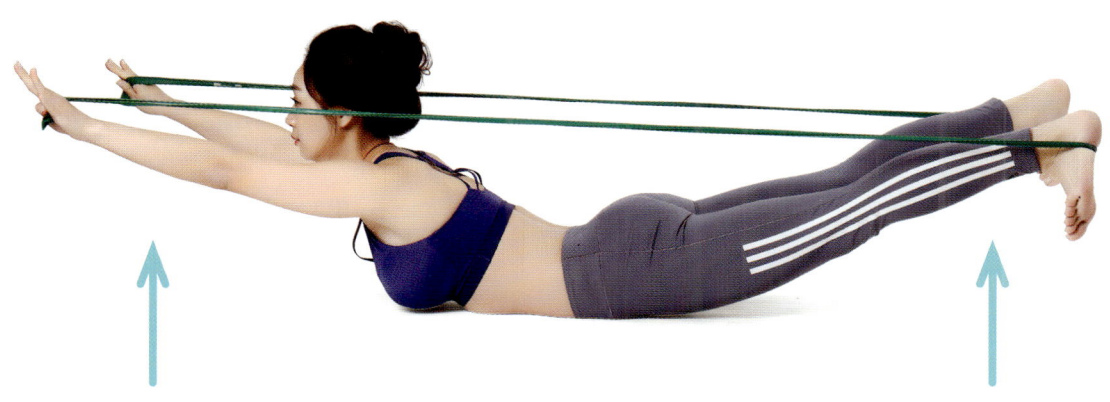

34 스탠딩 힙 익스텐션
Standing hip extension

1

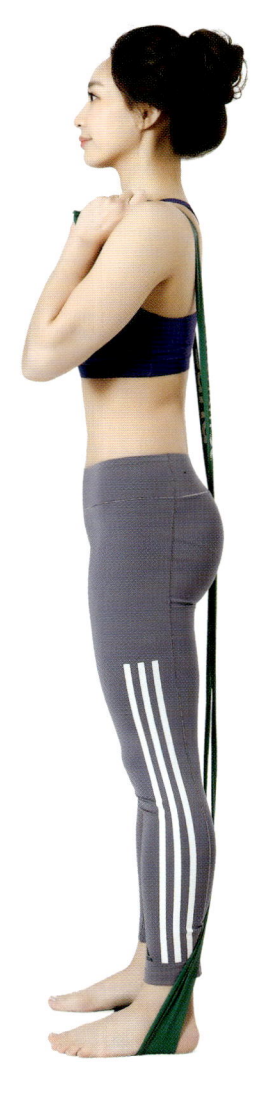 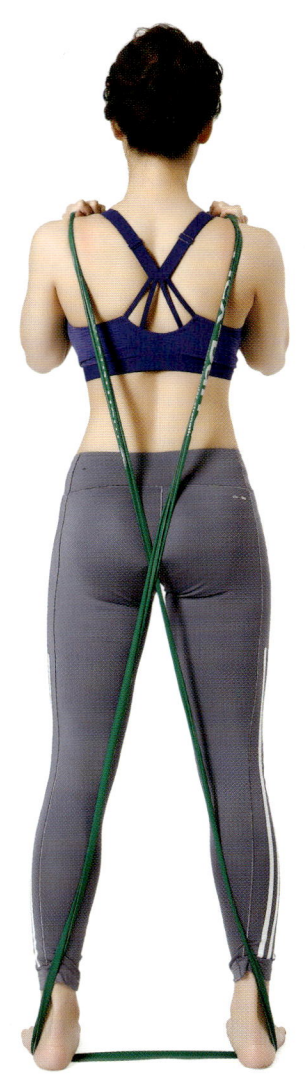

밴드가 교차된 뒷모습

시작 자세
- 양발을 골반 넓이로 밴드를 밟고 서서 밴드를 X자로 교차한 후 양손으로 잡아줍니다

■ 숨을 들이마시고 머리가 떨어지지 않도록 하면서 상체를 숙여 엉덩이와 햄스트링을 충분히 이완시켜 줍니다.

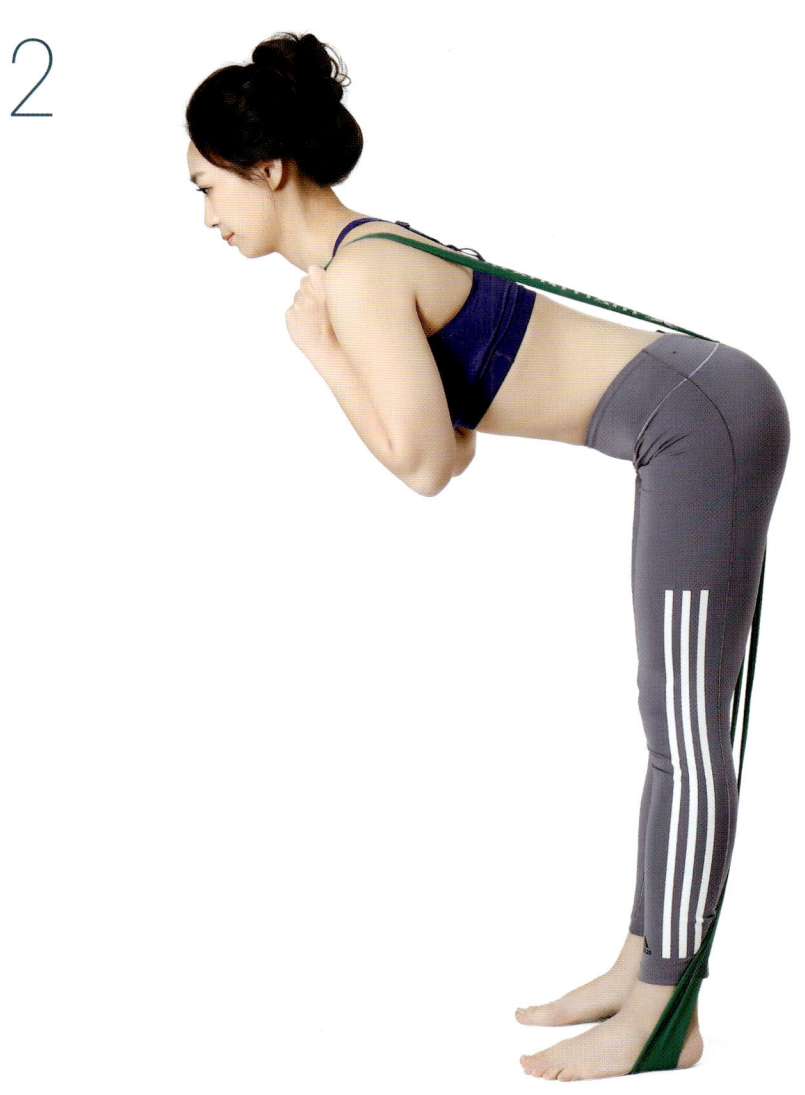

- 숨을 내쉬며 머리-가슴-배 순으로 척추의 곡선을 유지한 채로 올라옵니다. 이때 복부를 수축하며 척추를 최대한 길게 유지하며 상체를 올려줍니다.

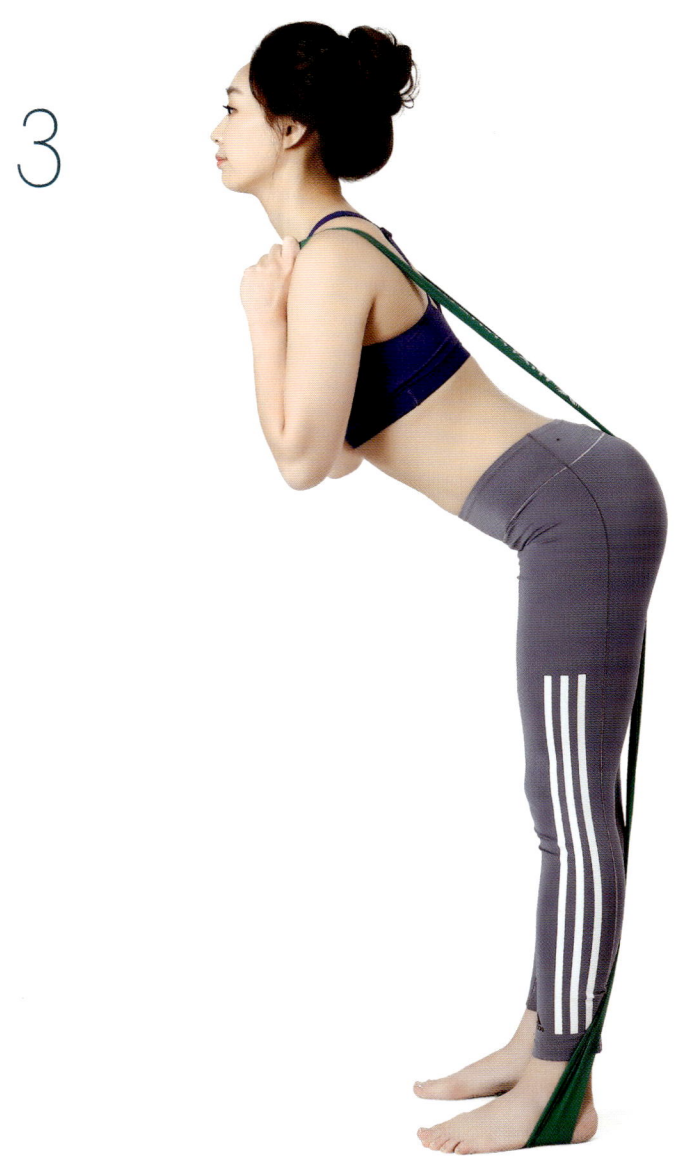

35 럼보이드(능형근) 운동
Lunging rhomboids

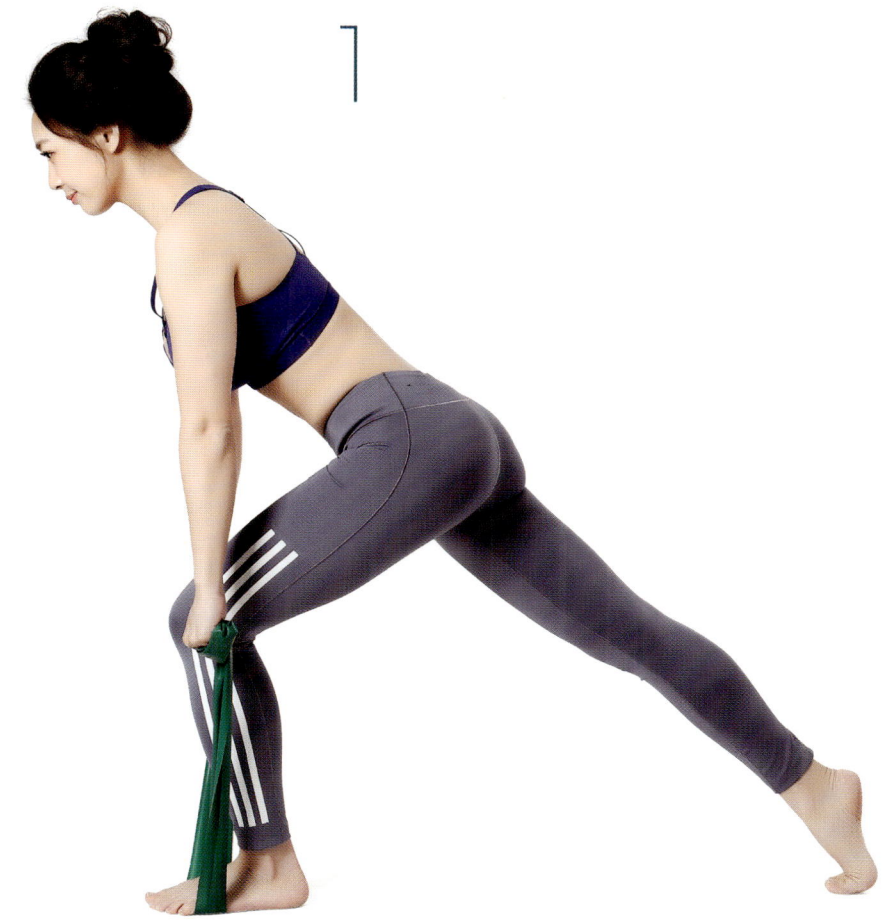

1

시작 자세

- 한쪽 무릎을 구부리고 밴드를 밟고 서서 반대쪽 다리는 뒤쪽으로 길게 뻗어줍니다.

- 숨을 내쉬며 팔을 편 상태에서 90도로 구부리며 당겨줍니다.
- 숨을 들이마시며 시작 자세로 돌아옵니다.

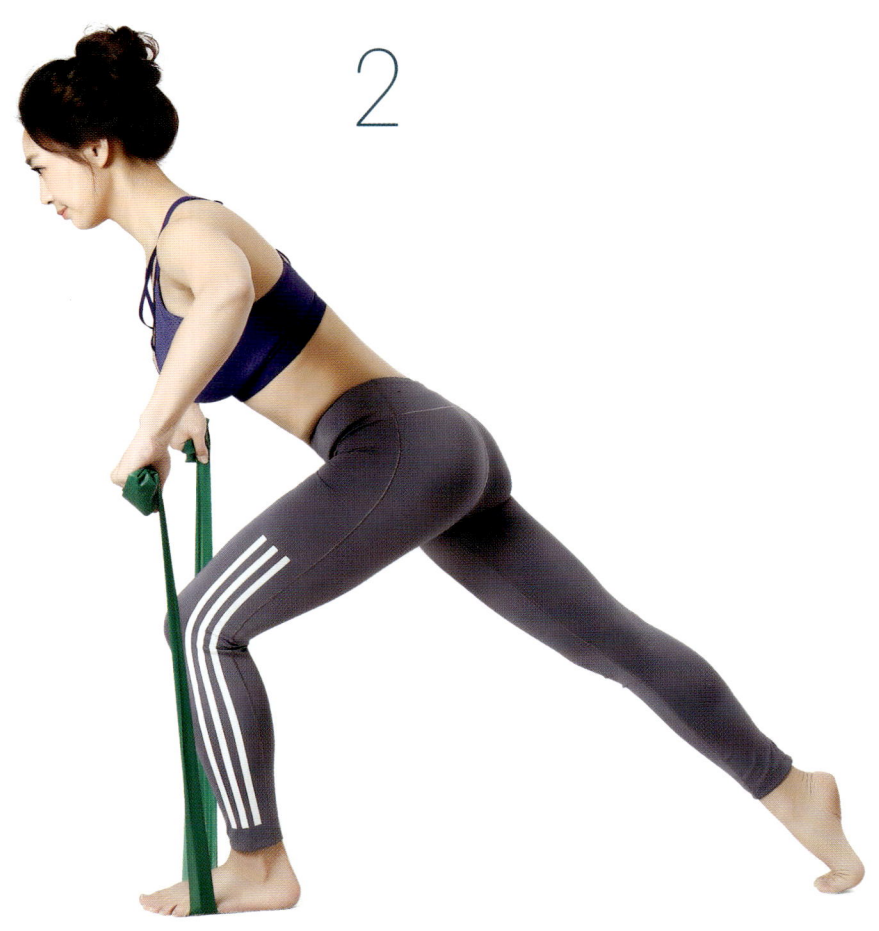

2

36　체스트 익스팬션
Chest expansion

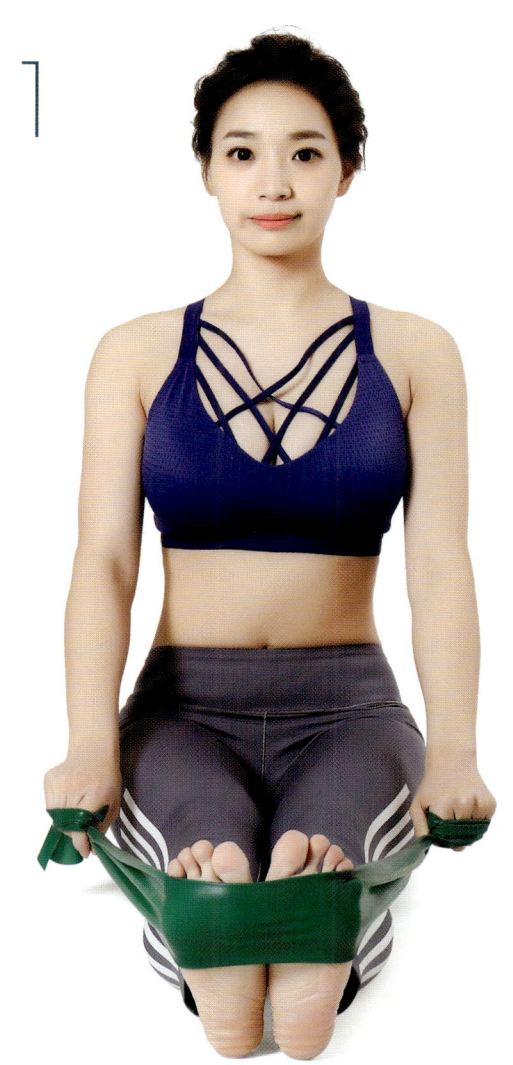

1

시작 자세
- 척추를 길게 펴고 앉아 발등을 몸쪽으로 당겨줍니다. 양손은 엉덩이 양 옆에서 밴드를 잡고 1번 사진처럼 발바닥에 걸쳐 줍니다.

- 숨을 내쉬며 귀와 어깨가 멀어지며 팔꿈치를 편채로 골반 옆으로 당겨줍니다. 복부를 수축하여 몸통이 흔들리지 않도록 하고 가슴이 바닥쪽으로 떨어지지 않도록 합니다.

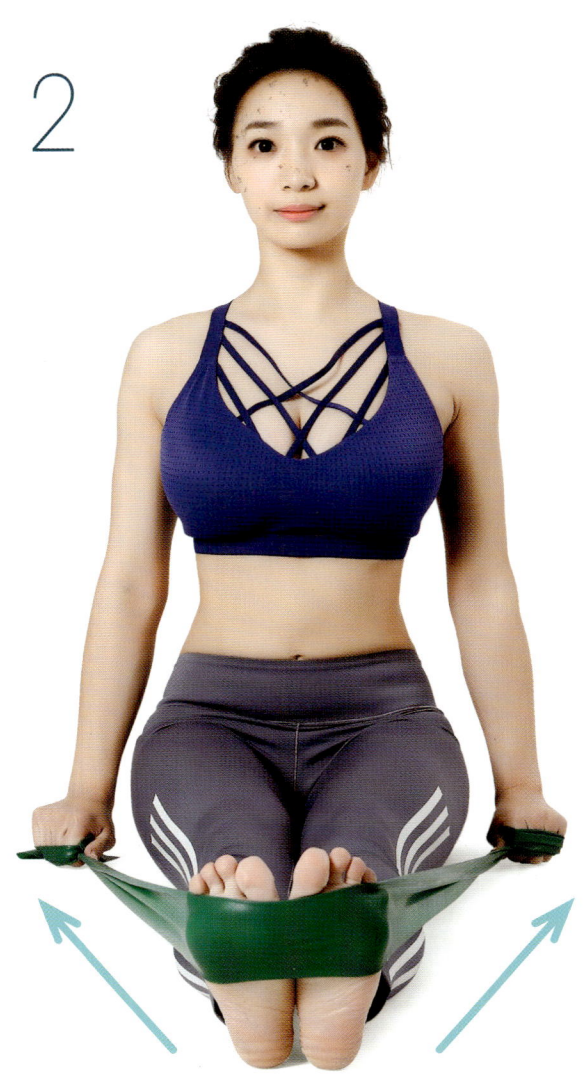

■ 숨을 들이마시며 자세를 유지하고, 숨을 내쉬며 고개를 오른쪽으로 돌립니다. 숨을 들이마시며 자세를 유지하고, 숨을 내쉬며 반대쪽으로 고개를 돌립니다. 숨을 들이마시며 시작 자세로 돌아옵니다.

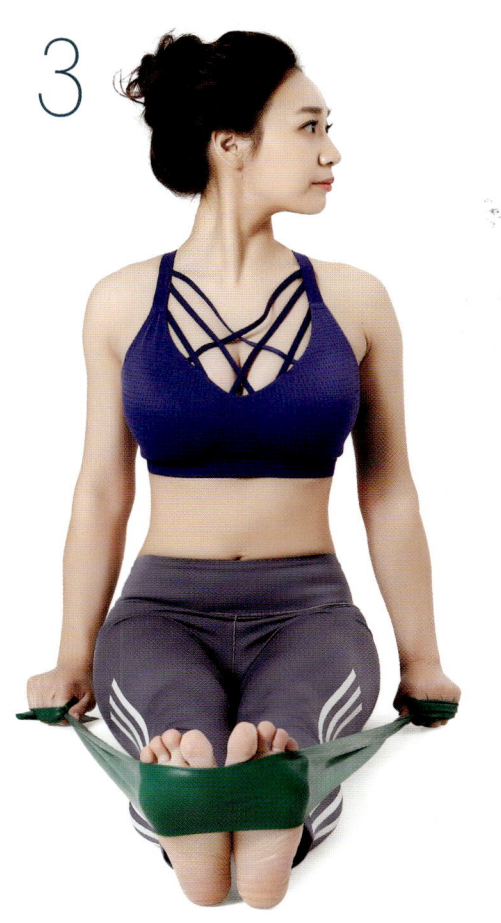

3

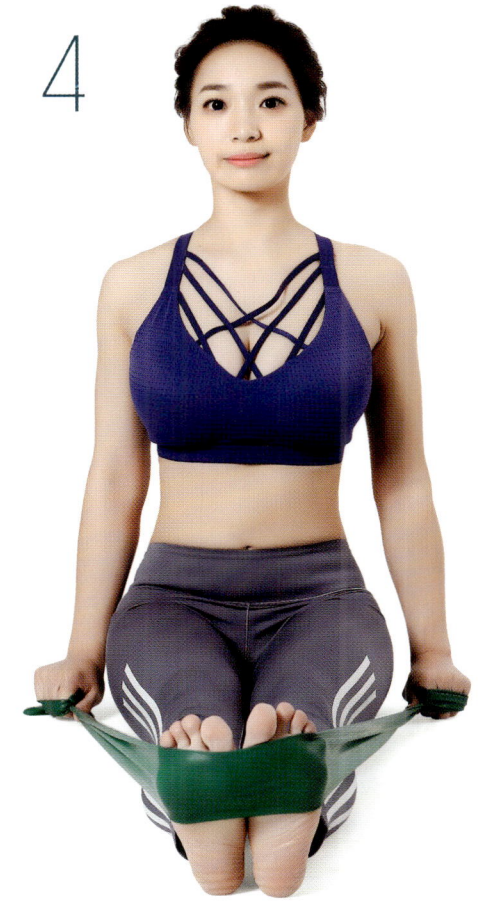

4

- 반대쪽 고개로도 반복해주세요.

5

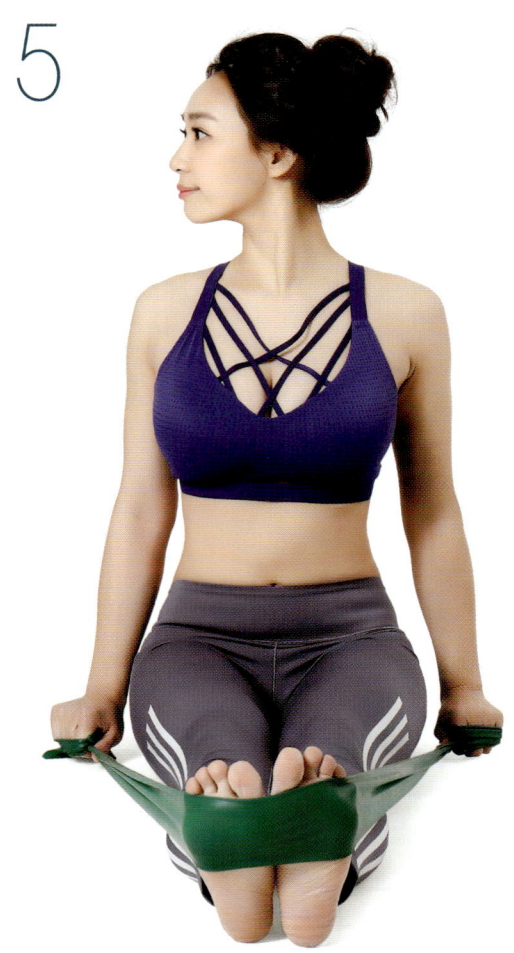

6

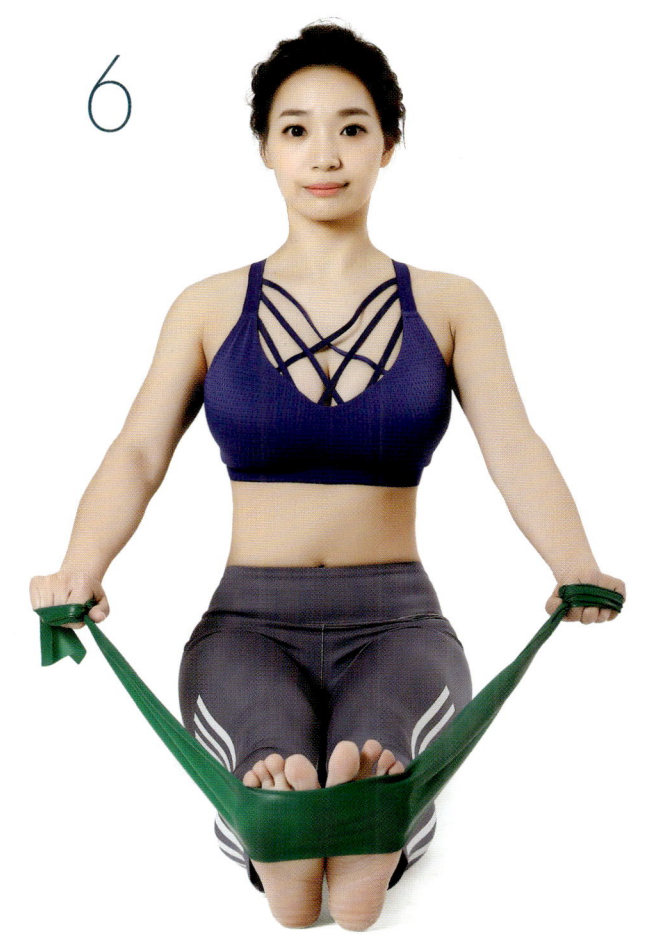

더 정확한 자세를 위하여 측면 사진들로 순서를 살펴봅시다.

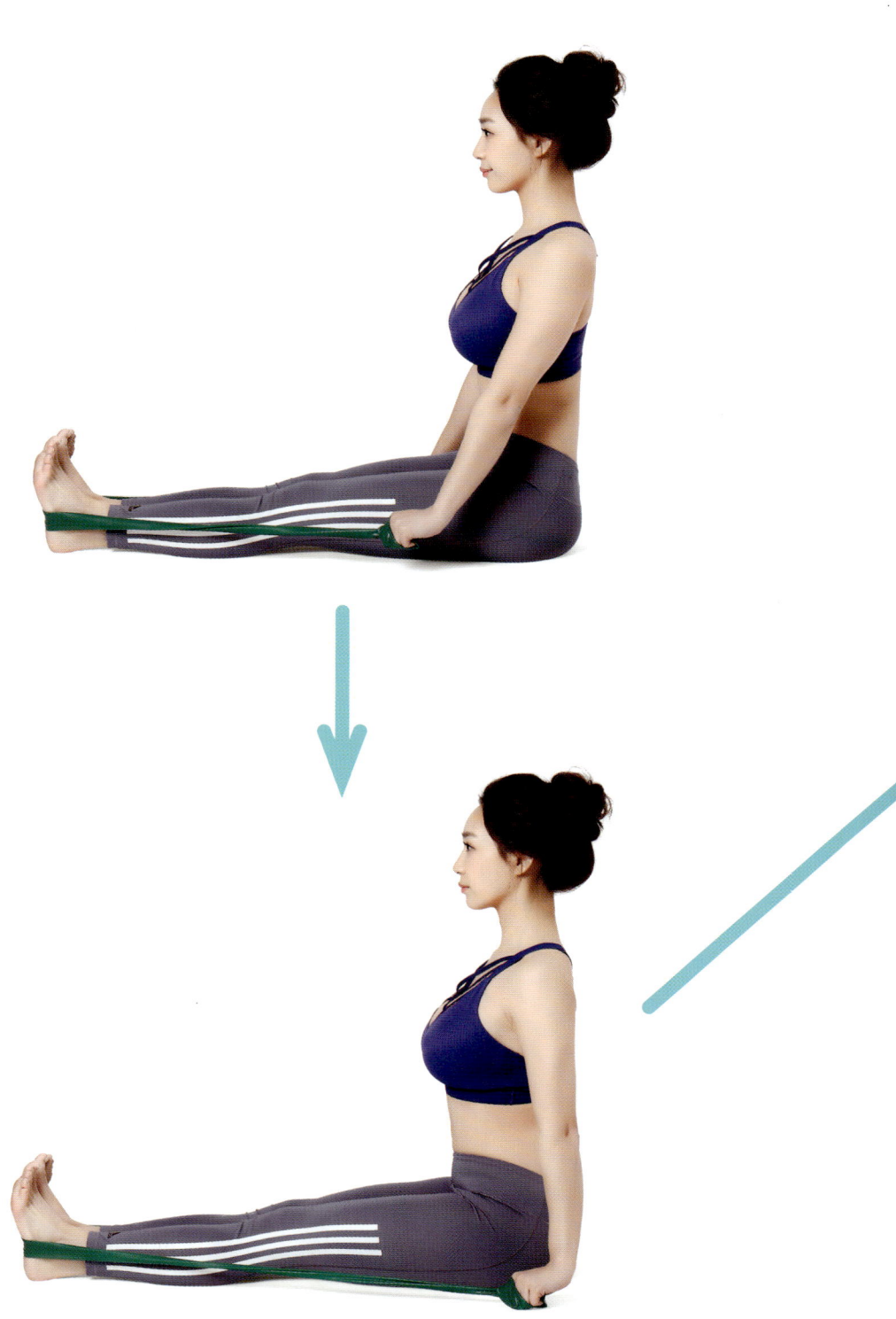

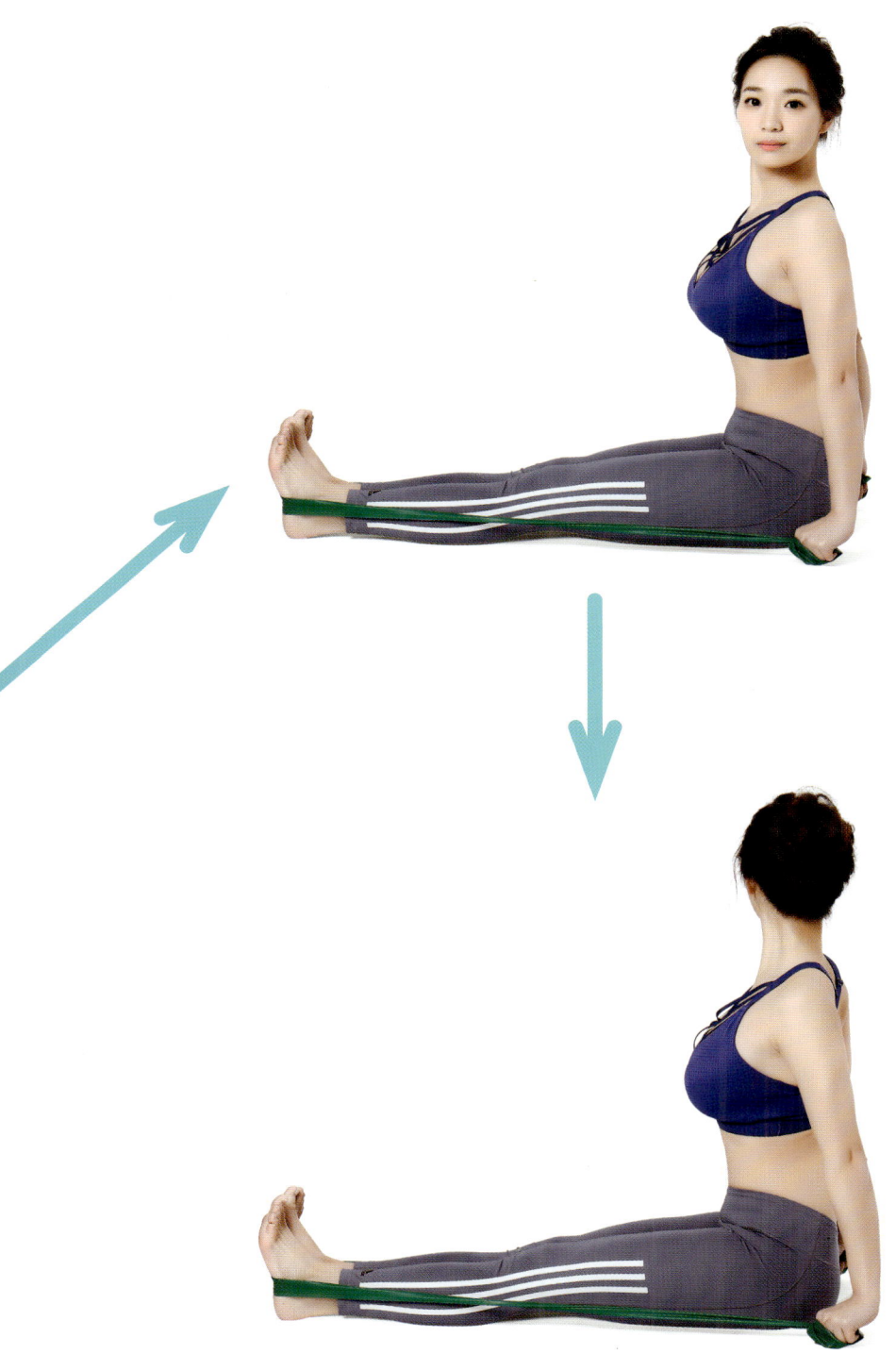

37 로우 백
Row back

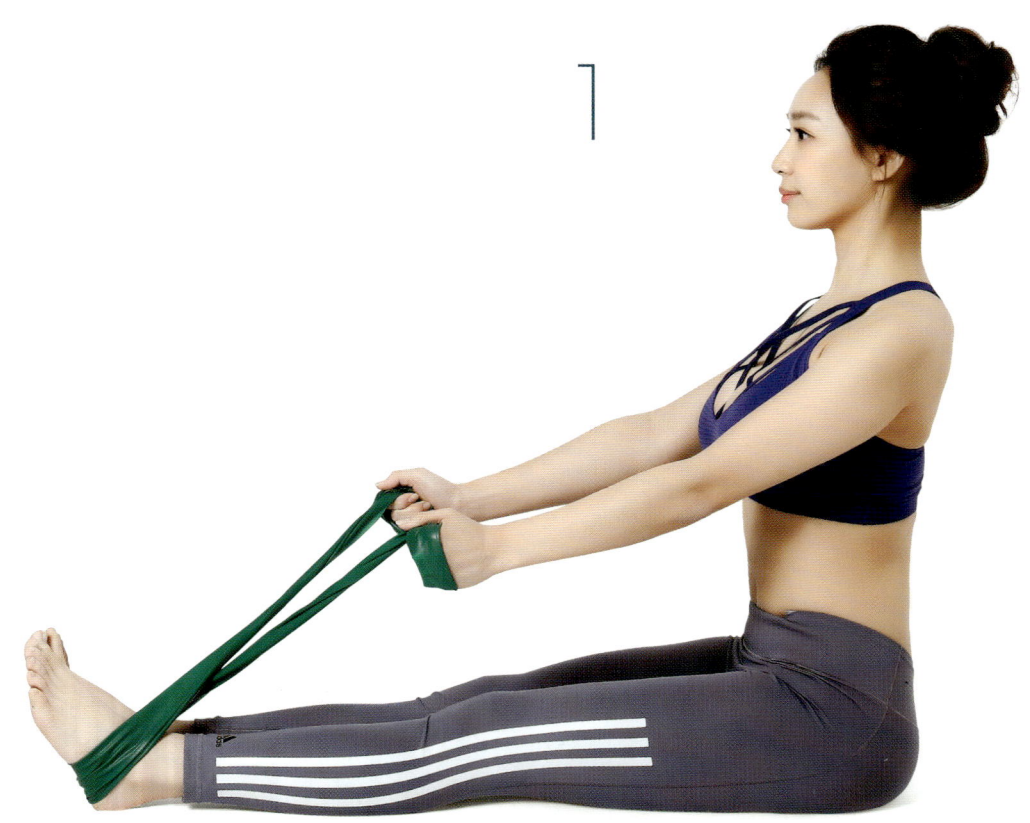

1

시작 자세
- 척추를 길게 펴고 앉아 발등을 몸쪽으로 당겨줍니다. 양손은 엉덩이 밴드를 잡고 앞으로 뻗어줍니다.

- 숨을 내쉬며 팔꿈치를 구부려 몸쪽으로 당겨옵니다. 날개뼈가 과하게 모이지 않도록 한 상태에서 귀와 어깨는 멀어지게 하고 겨드랑이 뒤쪽에 힘을 줍니다.
- 숨을 들이마시며 시작 자세로 돌아옵니다.

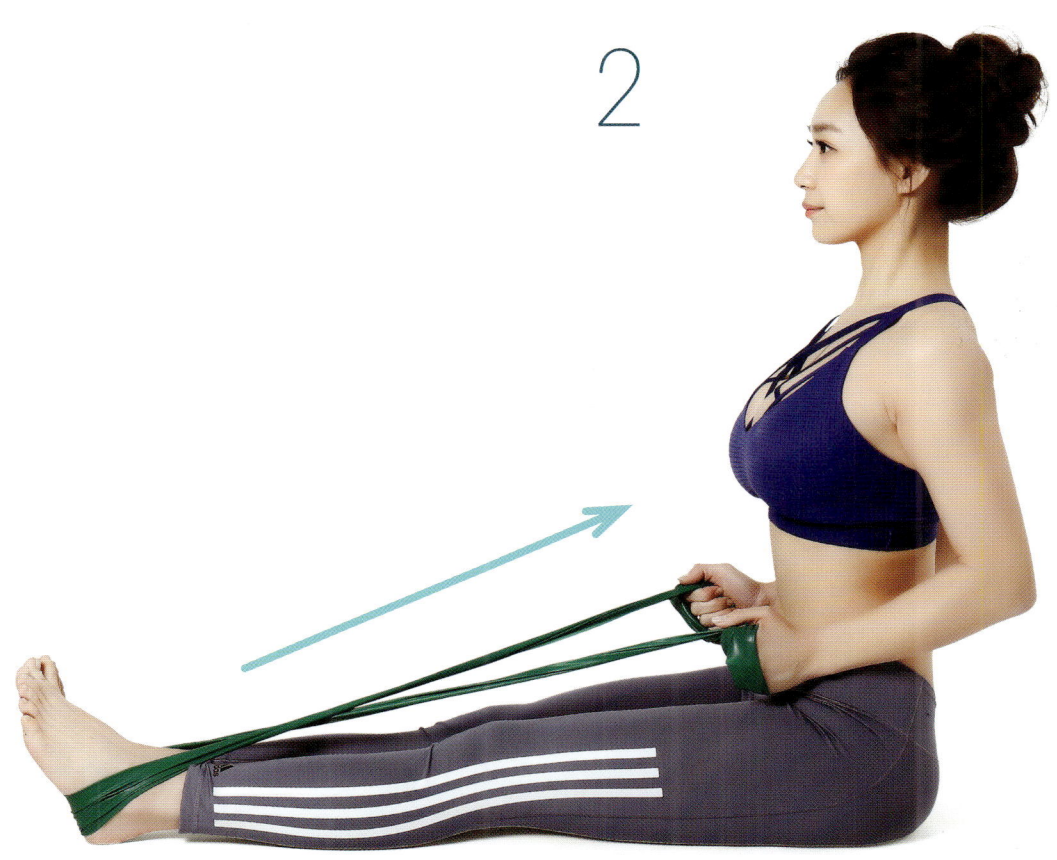

38 더블 레그 킥
Double leg kick

1

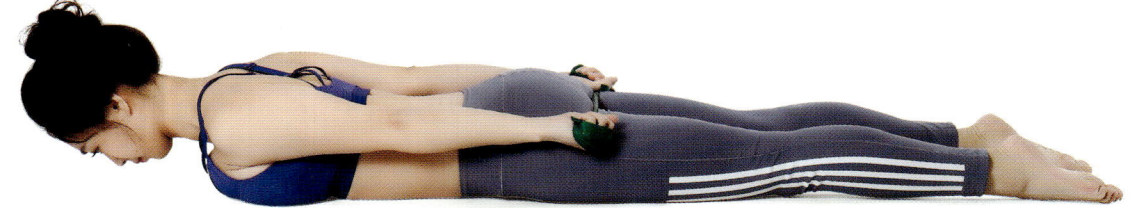

시작 자세

- 엎드린 자세에서 양손을 허리 뒤에서 밴드를 잡아줍니다. 고개를 돌려 한쪽 뺨을 바닥에 대어 주거나 바닥을 바라봅니다.

■ 숨을 들이마시며 무릎을 구부립니다.

2

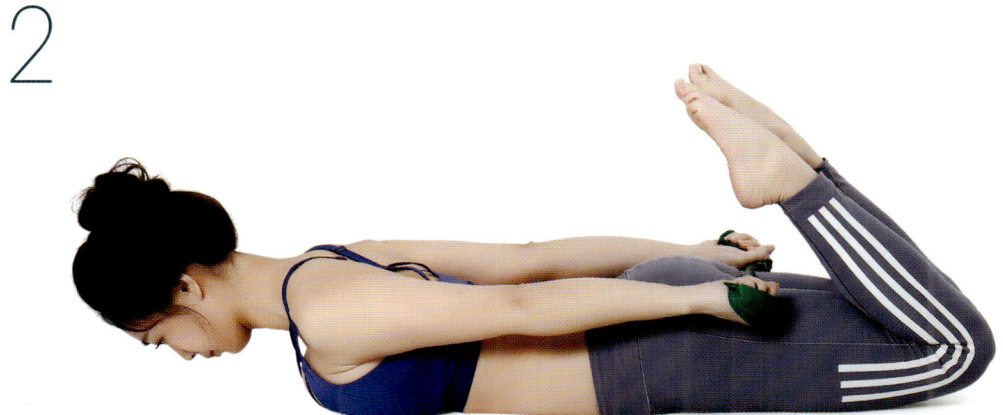

- 숨을 내쉬며 가슴을 열고 팔을 다리쪽으로 뻗으며 복부를 수축하고 엉덩이를 수축하여 다리를 바닥에서 들어올려 길게 뻗어줍니다.

⚠️ **골반의 앞부분이 바닥에서 떨어지지 않도록 합니다.**

- 숨을 들이마시며 시작 자세로 돌아옵니다.

3

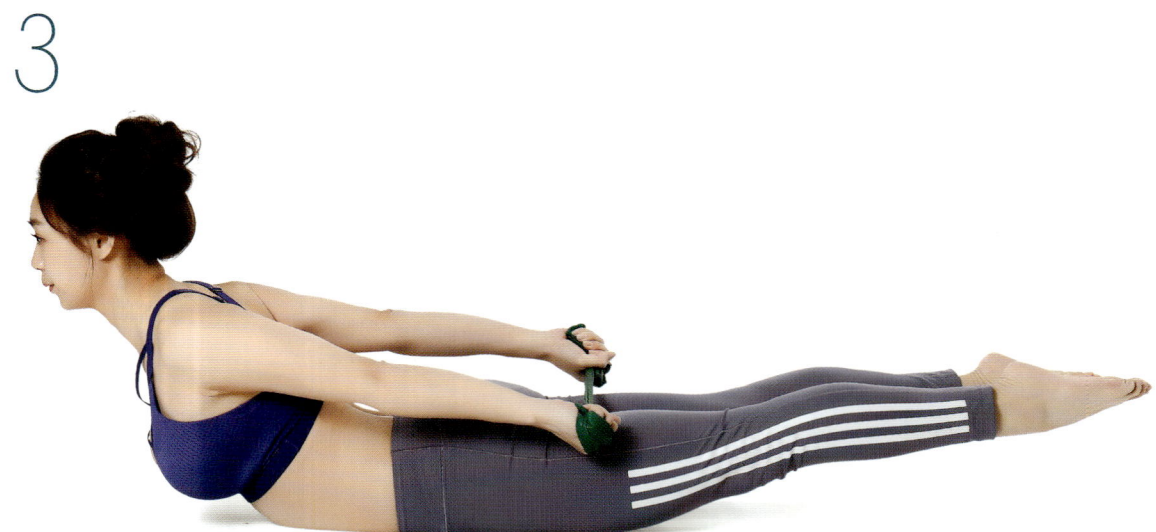

39 **포인터**
Pointer

1

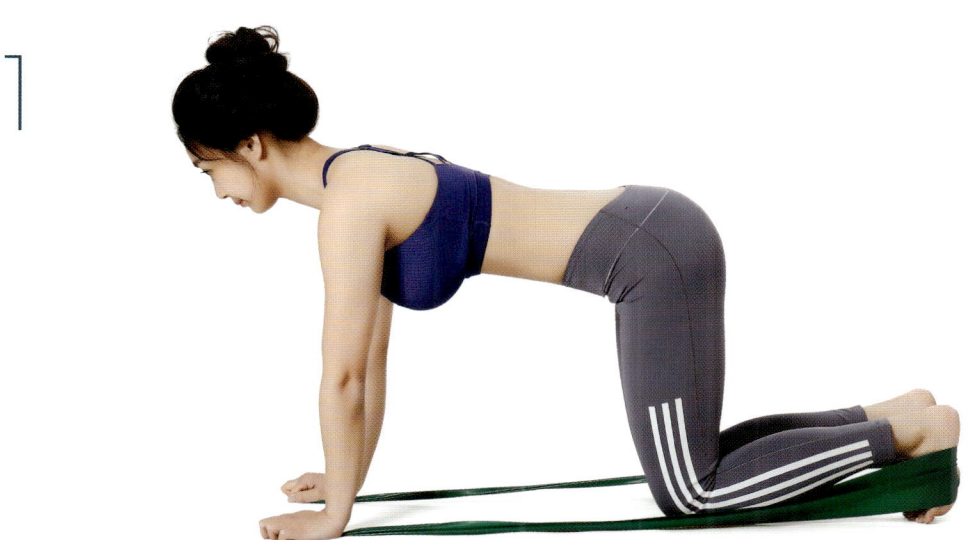

시작 자세
- 무릎을 골반 넓이로 벌리고 허벅지가 바닥과 직각을 이루도록 하고 손은 어깨너비보다 약간 넓게 바닥에 놓아줍니다.

- 숨을 내쉬며 복부를 수축하여 몸의 흔들림을 최소화하고 한쪽 다리와 반대쪽 팔을 들어올려 상체와 일직선이 되도록 맞춰줍니다.
- 숨을 들이마시며 시작 자세로 돌아옵니다.

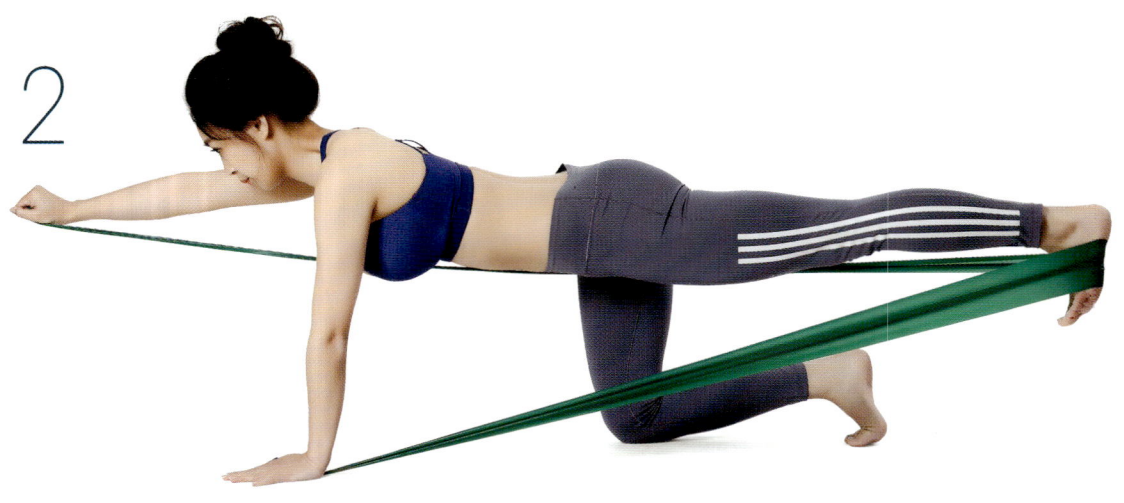

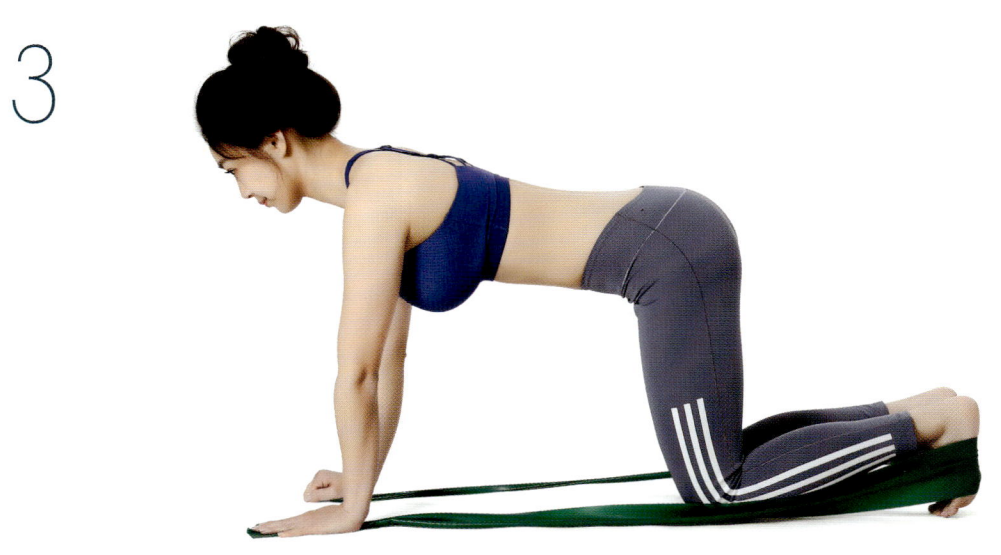

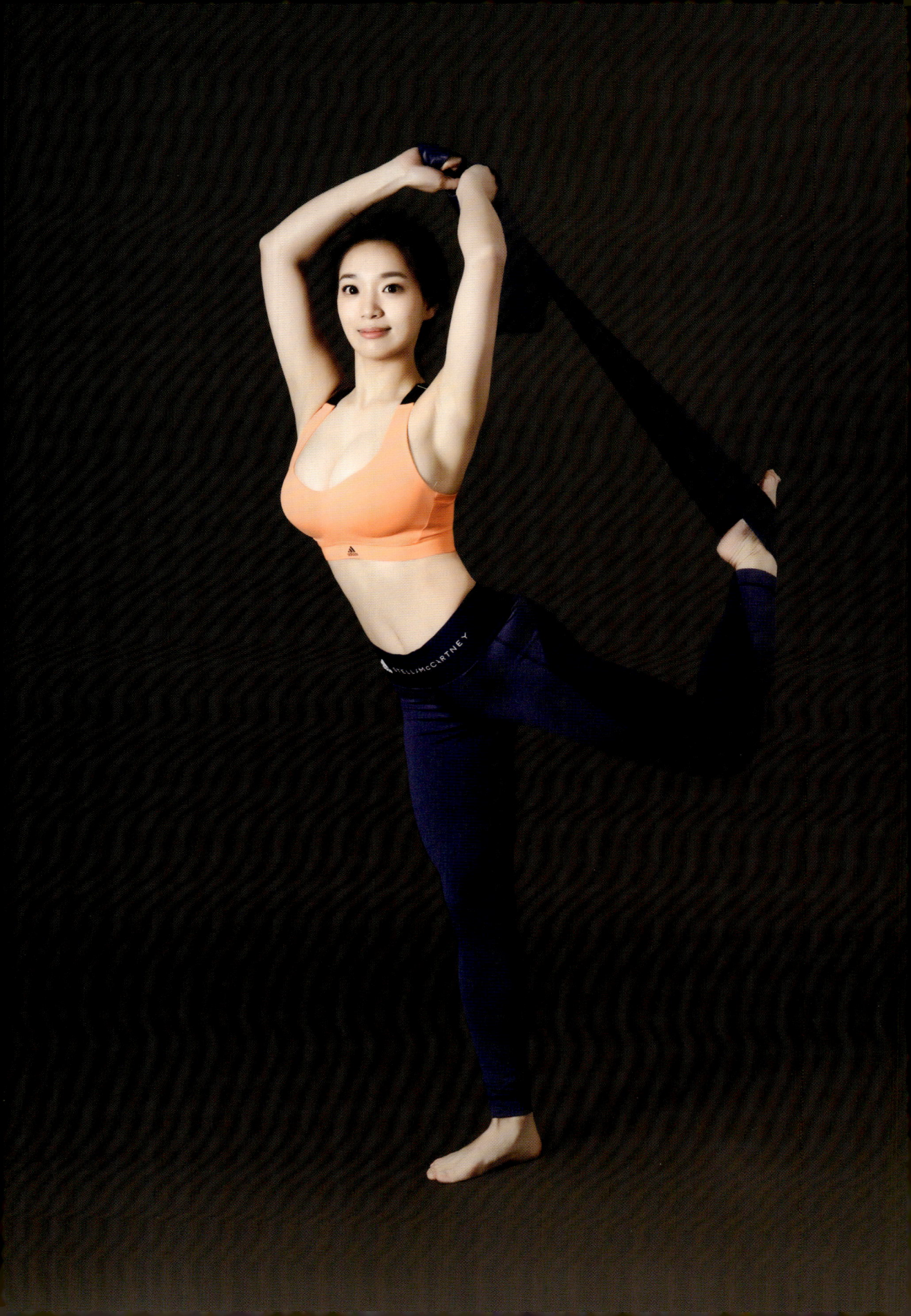

06

필라테스 스트레칭

40. Stretching-Neck 목 스트레칭

41. Stretching-Shoulder 어깨 스트레칭

42. Leg stretching 다리 스트레칭

43. Leg stretching-Quadriceps 대퇴사두근 스트레칭

44. Gluteus stretching 엉덩이 스트레칭

45. Rolling like a ball 롤링 라이크 어 볼

40 목 스트레칭
Stretching-Neck

1

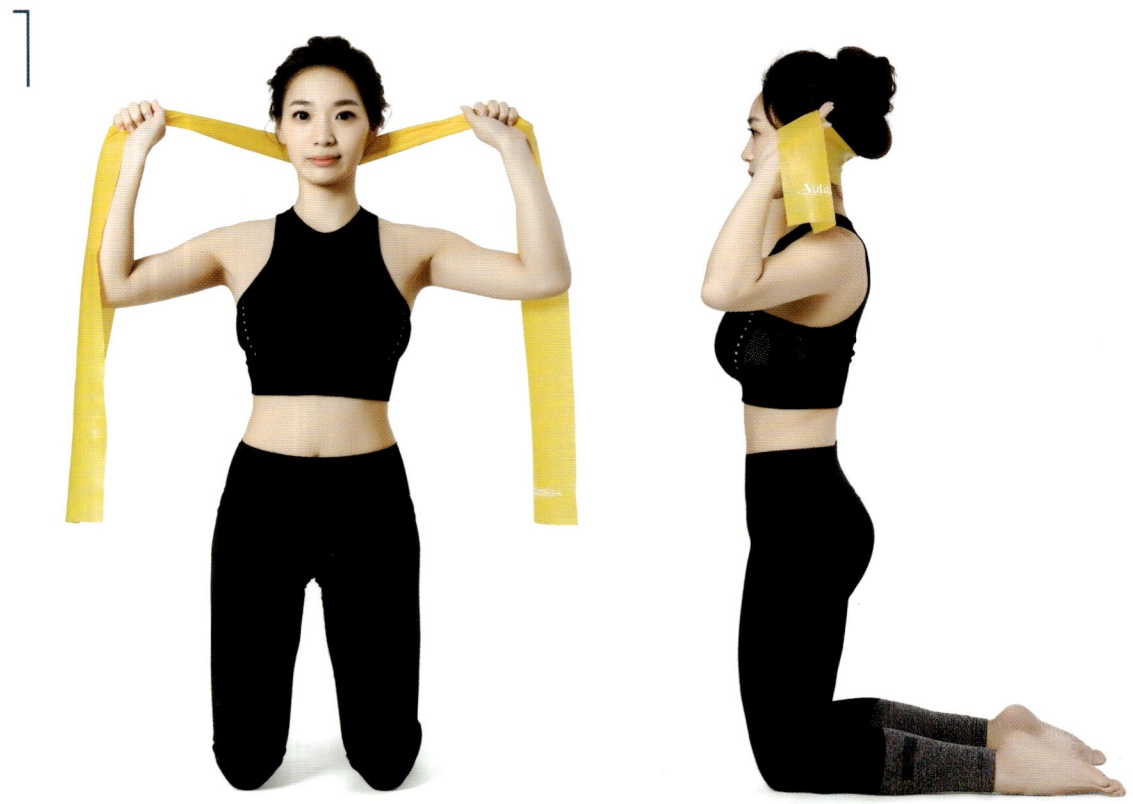

시작 자세
- 목 뒤쪽 머리 바로 아래 부분에 밴드를 대줍니다

■ 호흡을 할 때 숨을 내쉬며 턱은 당겨주고 머리로 밴드를 밀어냅니다. 이 때 밴드를 살짝 앞으로 당겨주며 저항을 줍니다.

2

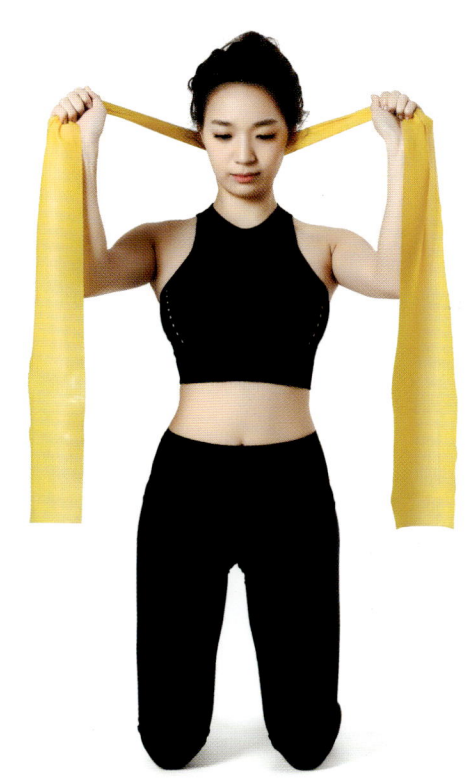
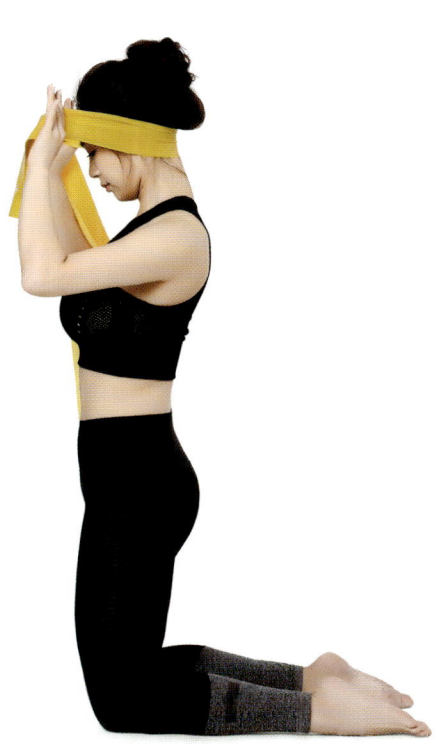

41 어깨 스트레칭
Stretching-Shoulder

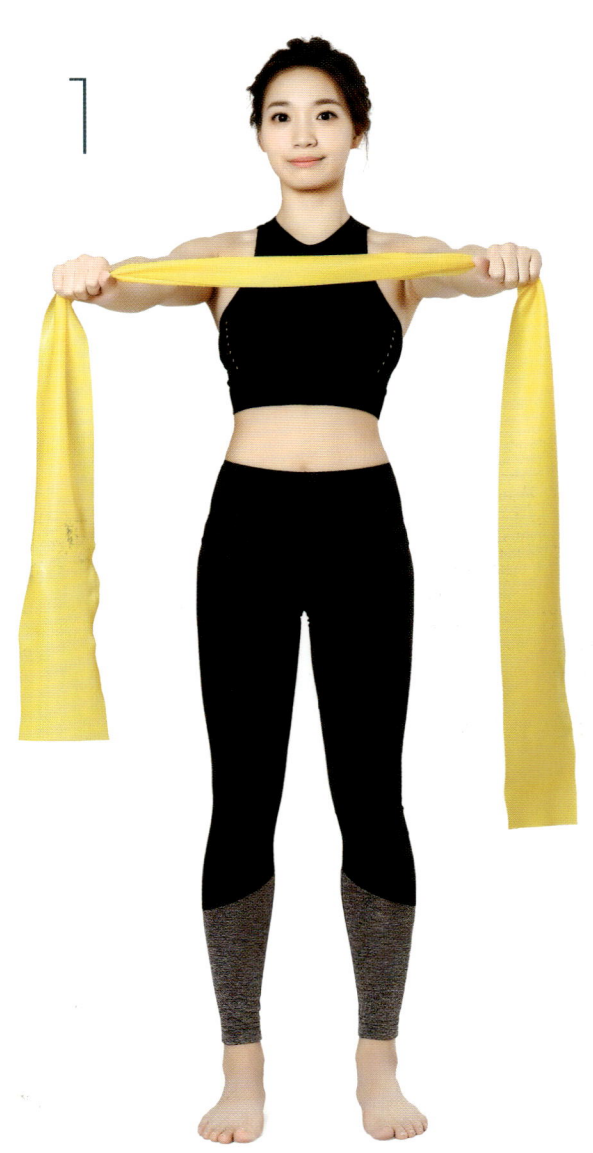

1

시작 자세
- 양손으로 밴드를 잡고 서서 팔꿈치를 편 채로 양팔로 밴드를 올리며 몸 뒤로 넘깁니다.

- 위로 천천히 팔을 넘기면 됩니다.
- 두 팔을 위로 올리면서 앞으로 돌아오게 합니다.

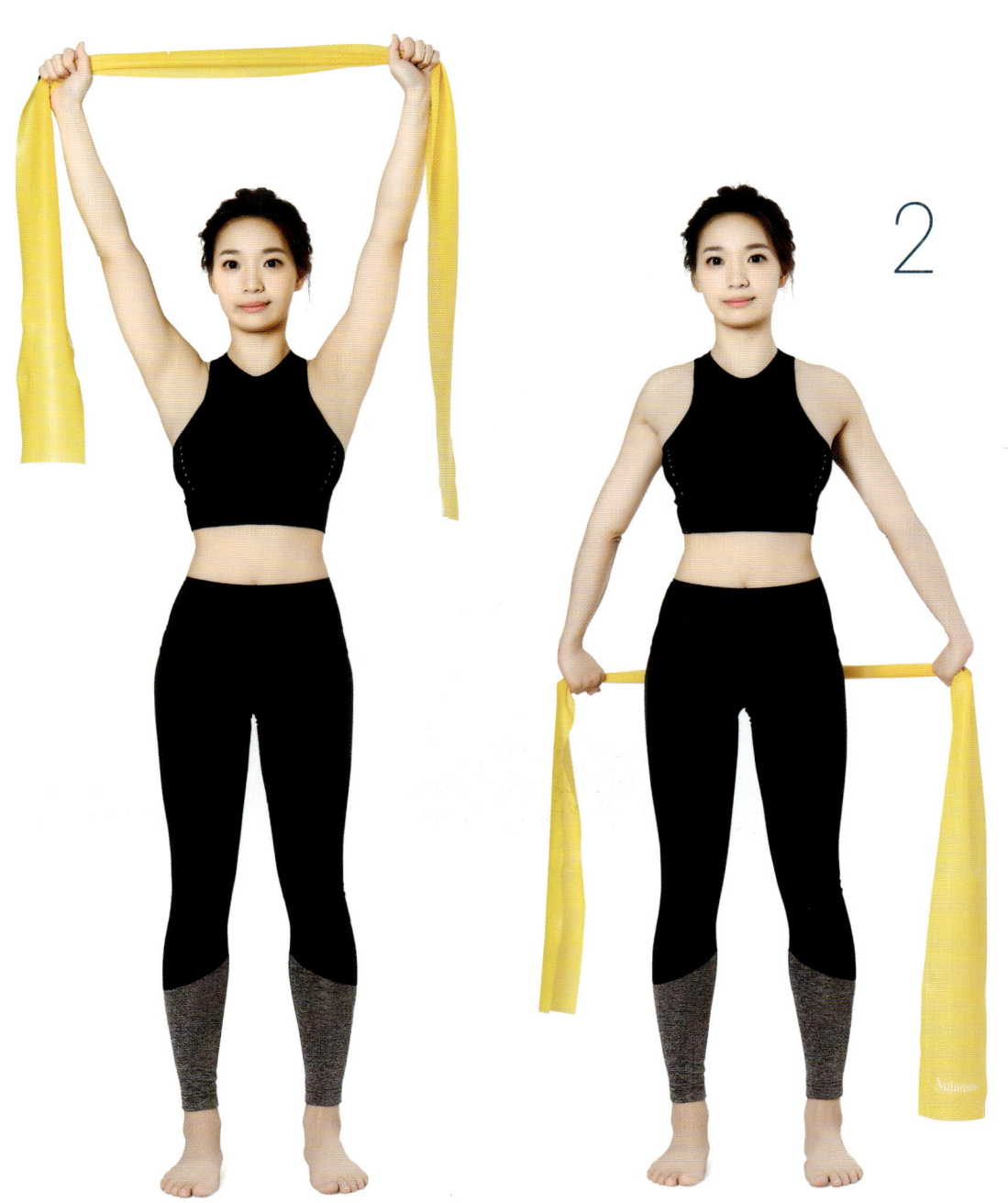

42 다리 스트레칭
(햄스트링, 종아리, 내전근 스트레칭)
Leg stretching

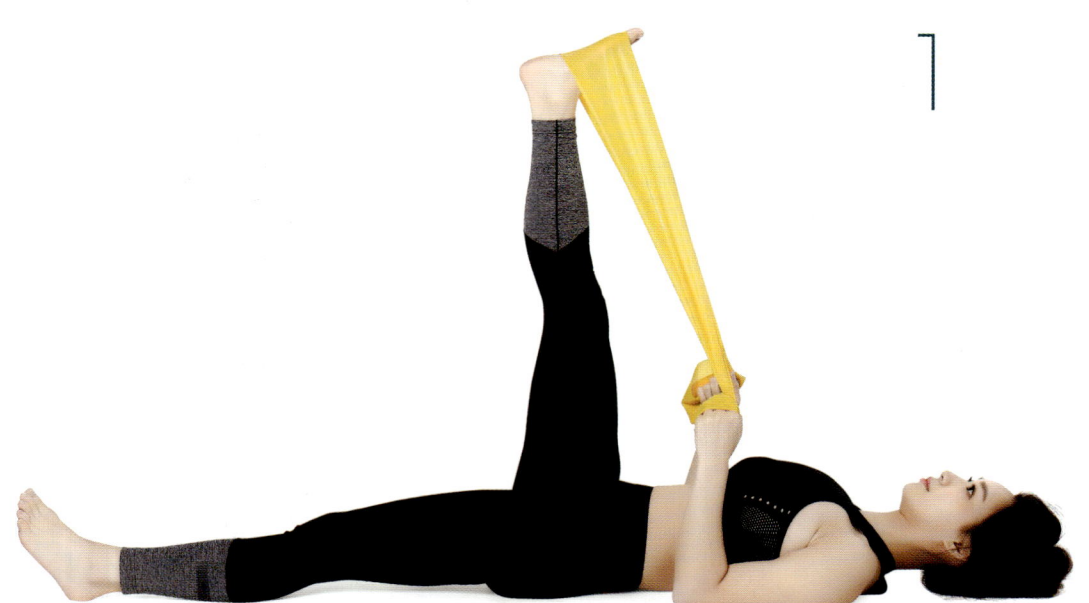

1

시작 자세
- 바르게 누운 자세로 한쪽 발에 밴드를 감아 천장으로 뻗어주고 밴드를 당기면서 발등을 더 몸쪽으로 당겨옵니다. 이때 무릎을 최대한 펴주면서 종아리 앞쪽과 종아리 뒤쪽이 함께 스트레칭이 되도록 합니다.

2

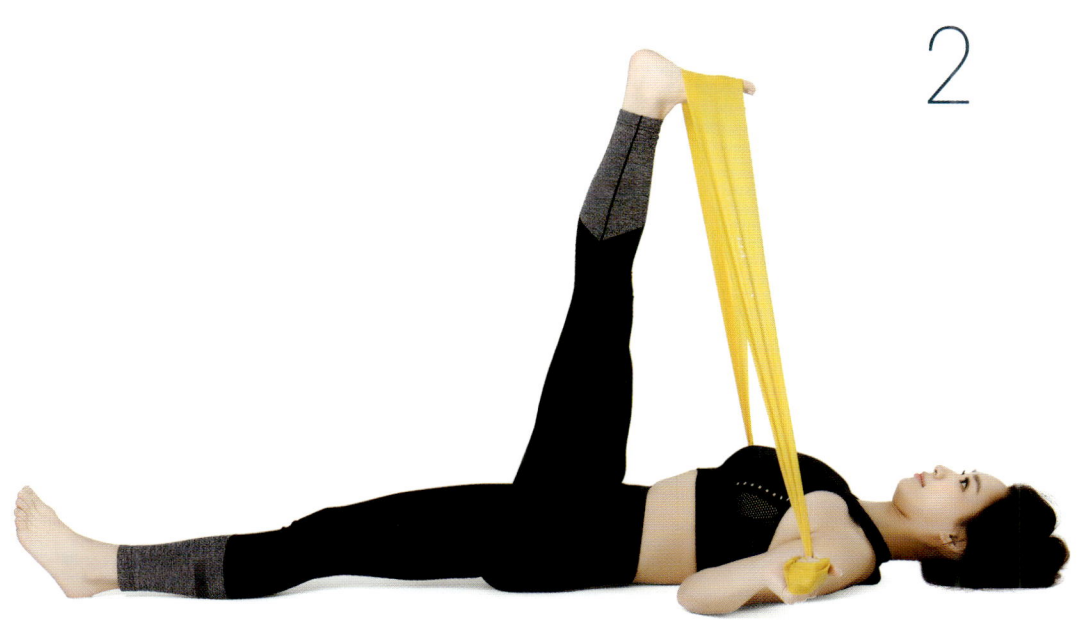

3

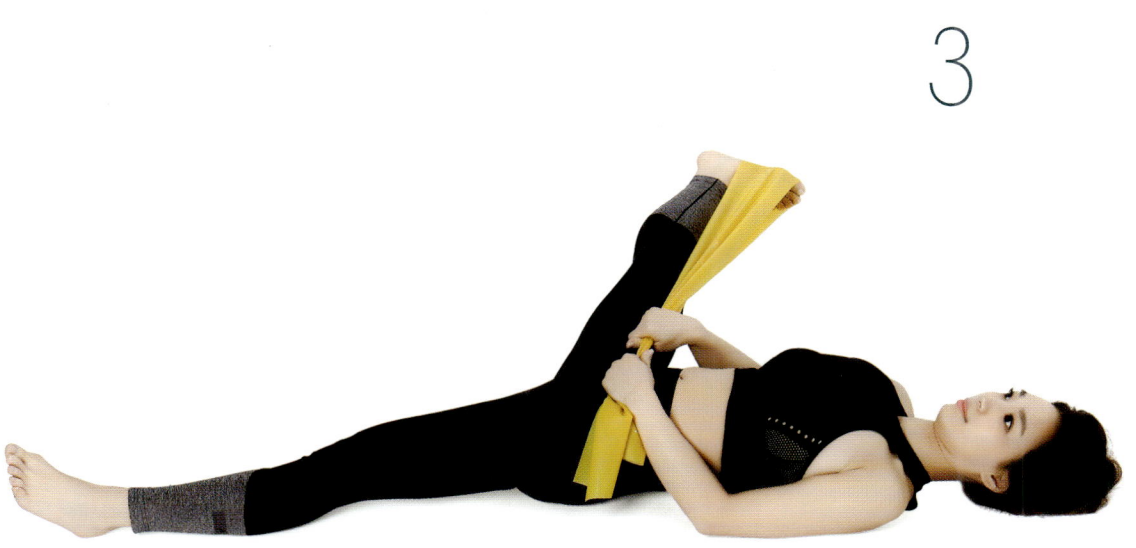

■ 양쪽 엉덩이가 뜨지 않도록 한 상태에서 다리를 바깥쪽으로 뻗으면서 허벅지 안쪽을 스트레칭합니다. 또한 마찬가지로 양쪽 엉덩이는 뜨지 않도록 골반의 안정성을 유지한 채 다리를 반대쪽으로 보내주면서 허벅지 바깥쪽의 스트레칭을 합니다.

4

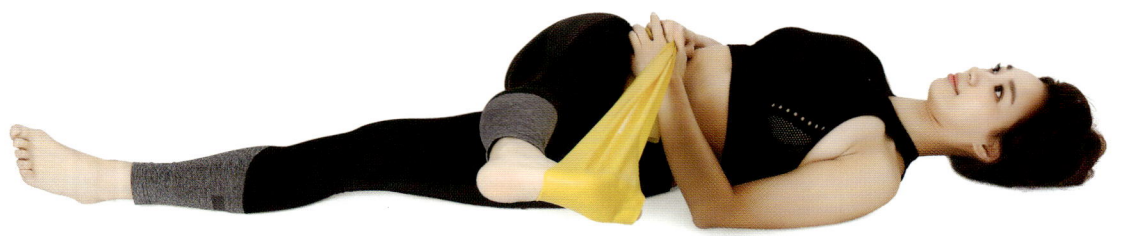

43 대퇴사두근 스트레칭
Leg stretching-Quadriceps

1

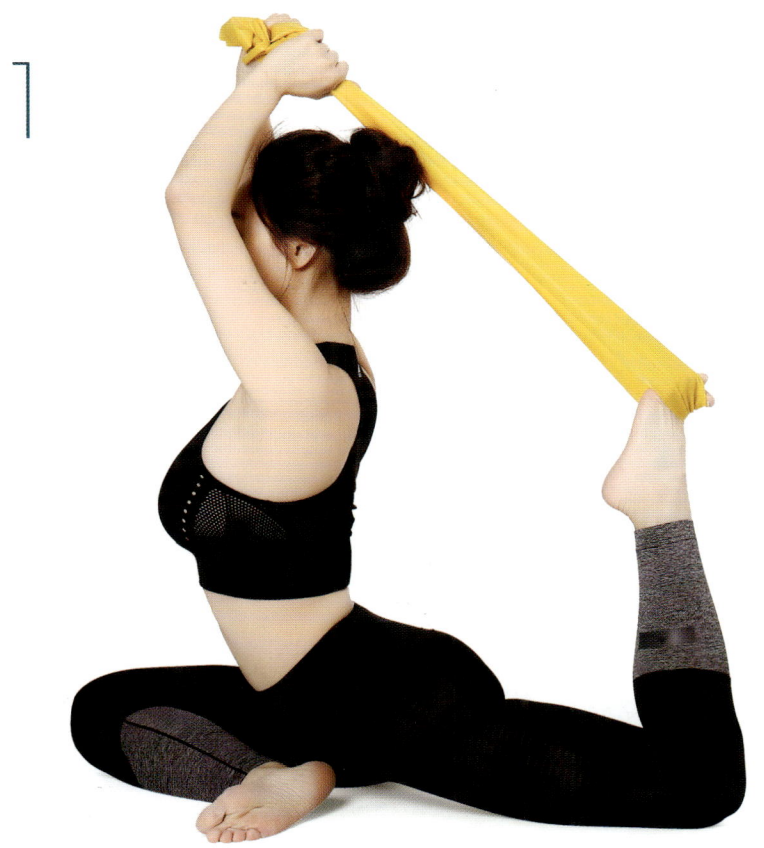

> 시작 자세

■ 한쪽 무릎은 구부려 몸 앞쪽에 두고 반대쪽의 다리로는 몸 뒤쪽에서 무릎을 세워 앉습니다.

2

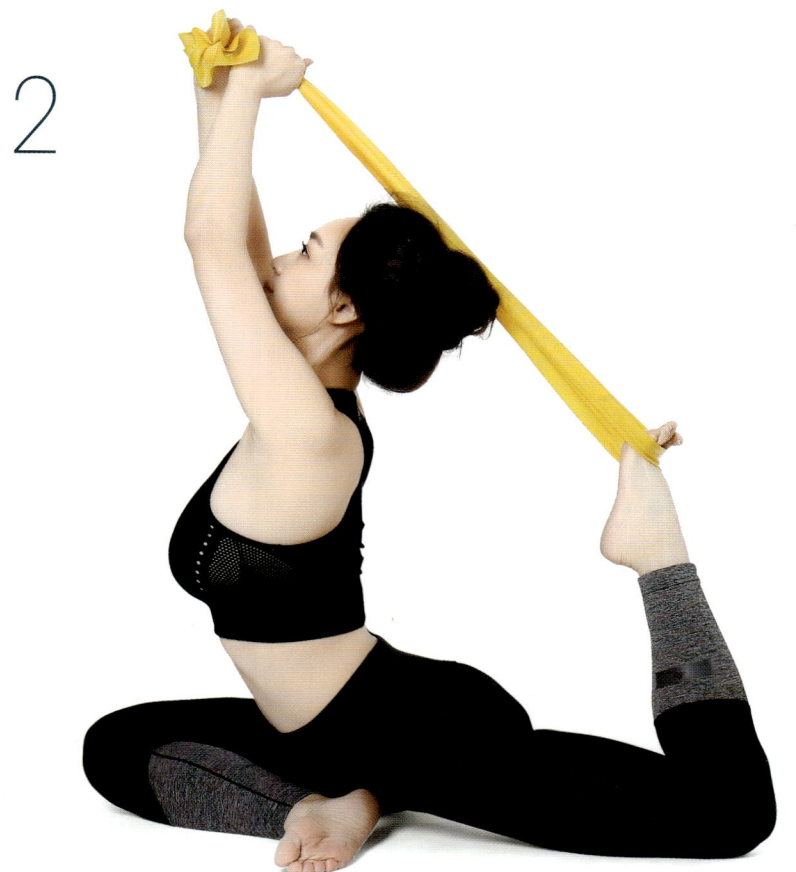

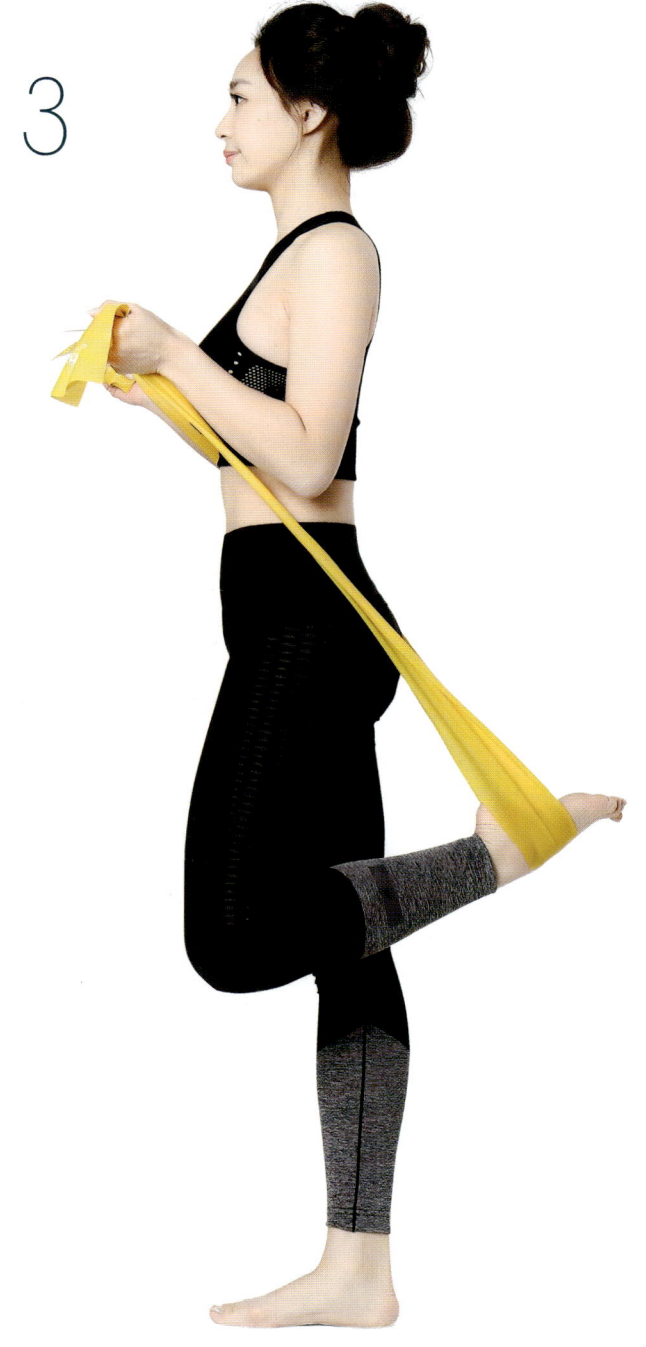

- 밴드는 발등을 감아 양손으로 잡아주고 내쉬는 호흡에 밴드를 당겨주며 상체를 뒤로 살짝 젖혀 허벅지 앞쪽을 스트레칭해줍니다.

4

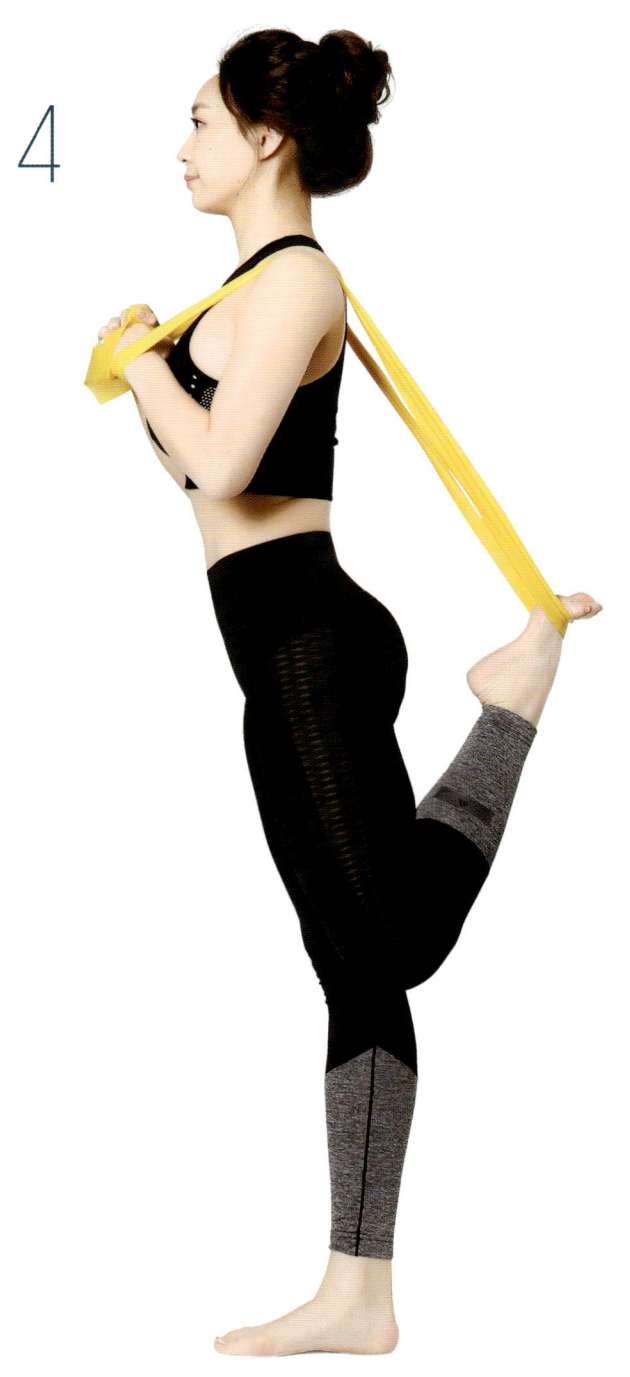

44 엉덩이 스트레칭
Gluteus stretching

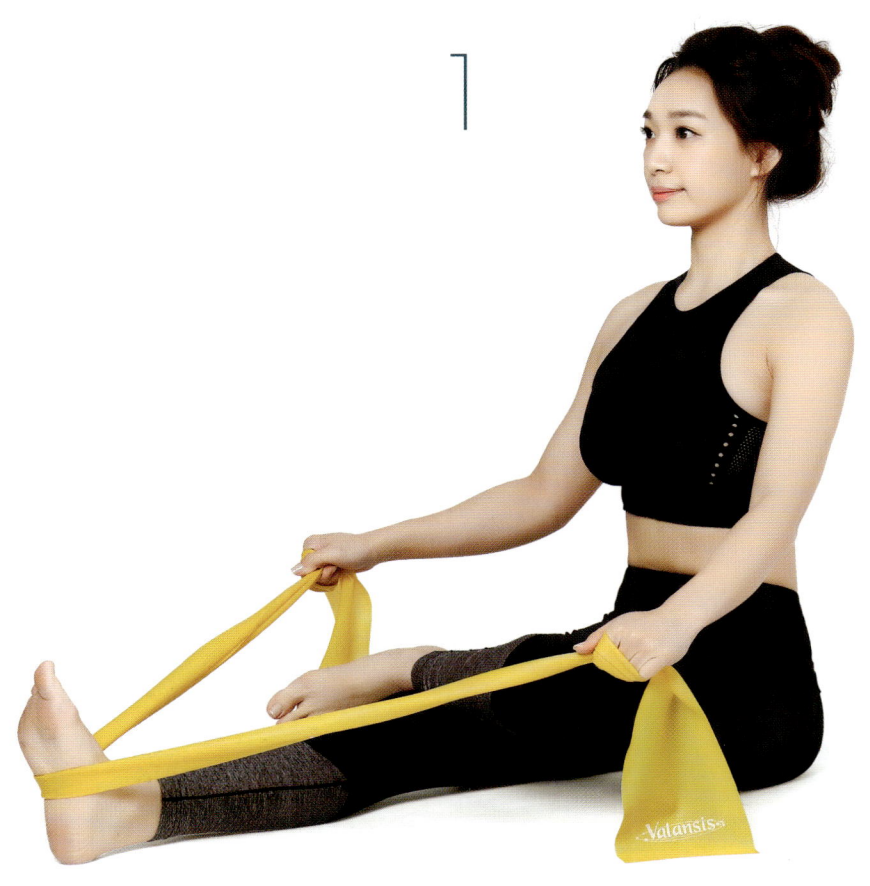

1

시작 자세
- 척추를 세우고 바르게 앉아 한쪽 다리는 밴드를 걸어 길게 뻗어내고 반대쪽 다리는 무릎을 구부려 뻗어낸 다리 위에서 4자 모양이 되도록 올려줍니다.

- 내쉬는 호흡에 밴드를 당기며 뻗어냈던 다리의 무릎을 구부려서 척추를 더 길게 세워줍니다. 엉덩이를 스트레칭해줍니다.

2

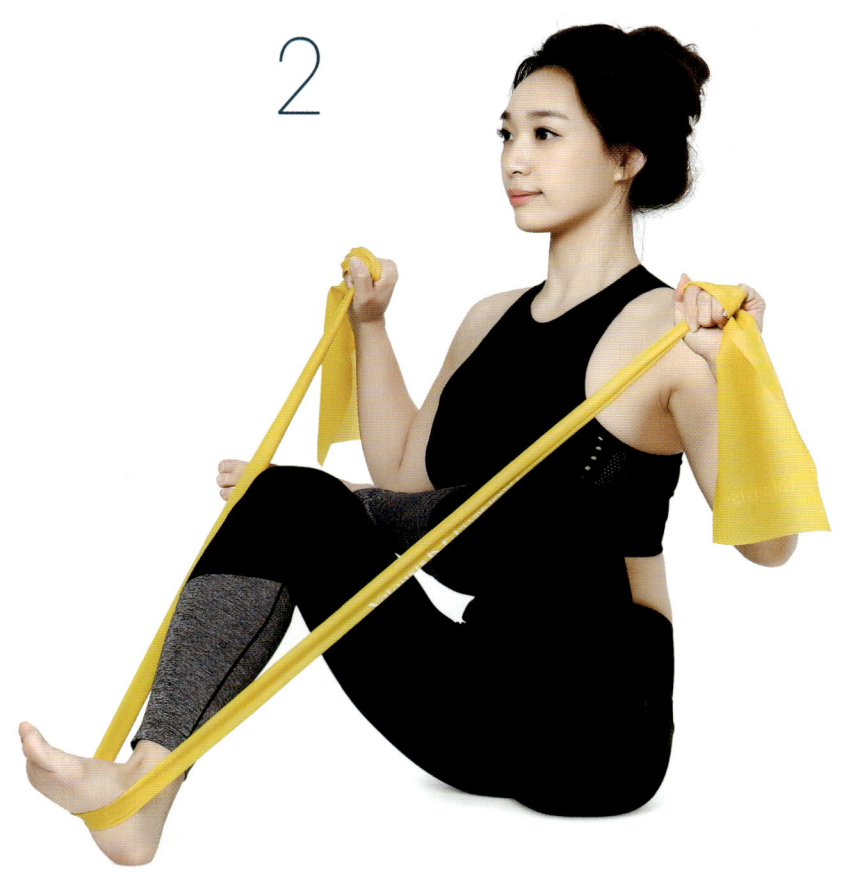

45 롤링 라이크 어 볼
Rolling like a ball

1

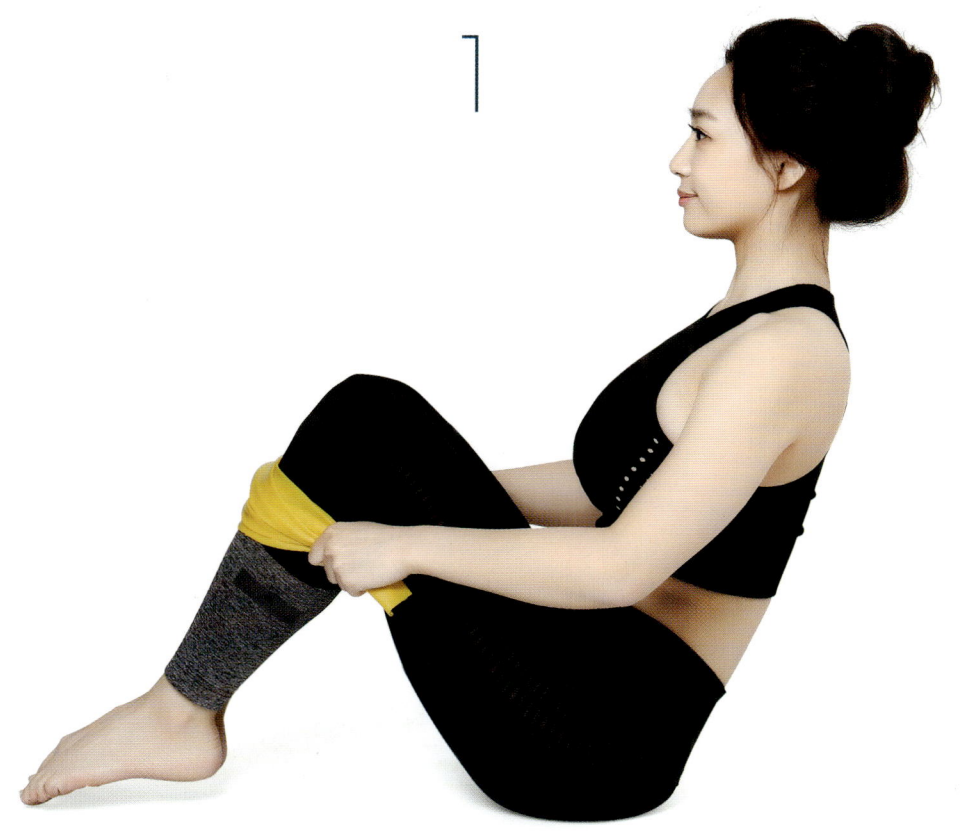

시작 자세

- 앉은 자세에서 무릎을 구부리며 발을 바닥에서 발끝으로 살짝 들어올린 후 밴드를 정강이게 걸어두세요.

2

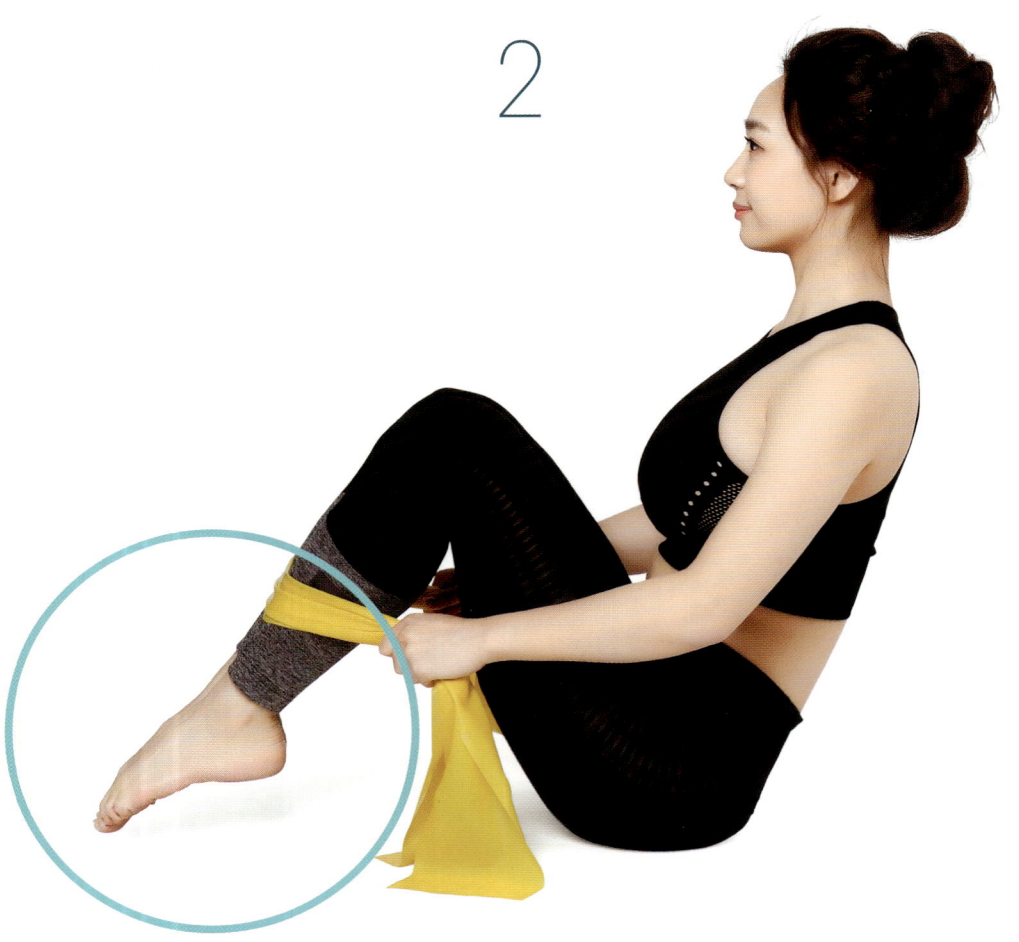

■ 숨을 들이마시며 복부를 수축하고 등을 둥그렇게 말아 날개뼈가 닿는 부분까지 등쪽으로 구릅니다. 시선은 무릎을 향하도록 합니다.

3

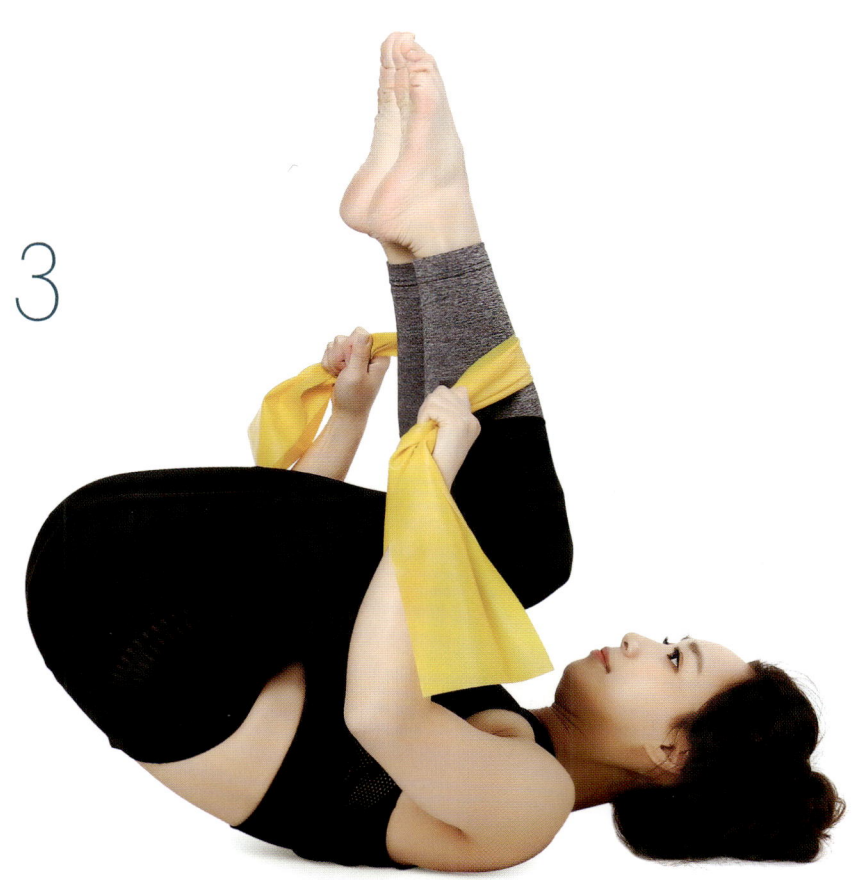

■ 숨을 내쉬며 복부를 수축한 상태에서 시작 자세로 돌아옵니다.

⚠ 다리를 차면서 몸이 반동하지 않도록 합니다.

4

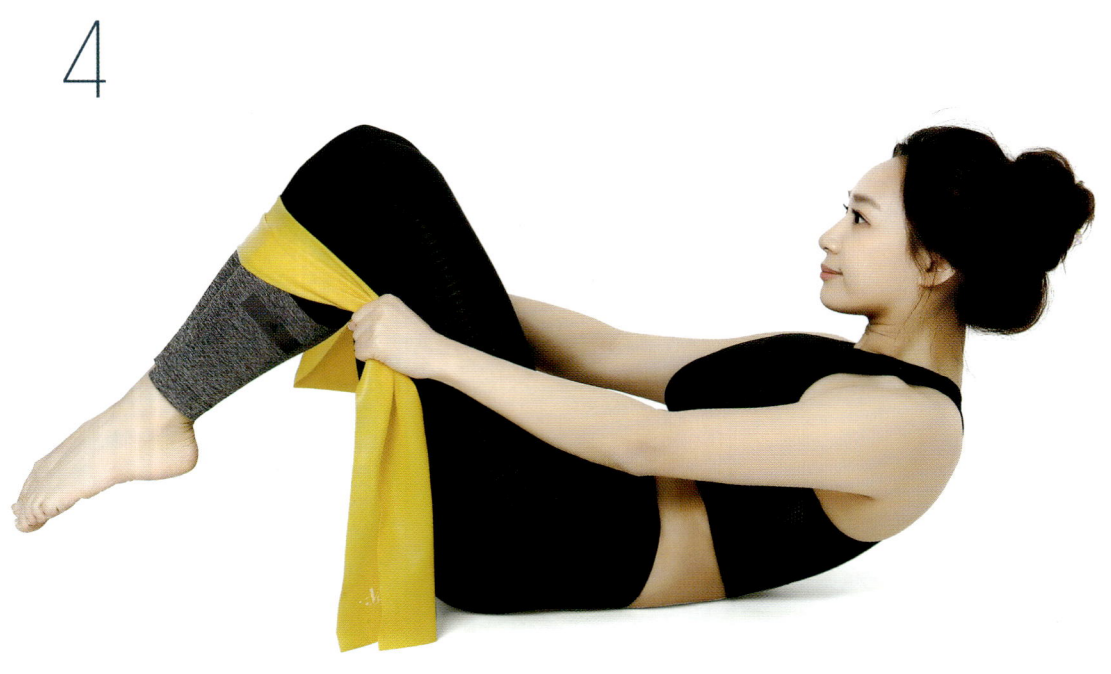

마치며

필라테스는 몸과 마음의 변화를 목표로 하는 운동이지만 하룻밤에 여러분의 신체를 바꿔주는 마법은 아닙니다. 며칠 동안 열심히 했다고 해서 몰라보게 달라진 몸매를 갖게 해주고 다이어트를 성공시켜주지도 않습니다. 책 속의 동작 중 몇 가지만 골라서 먼저 30회만 해보세요. 그것만으로도 여러분이 보다 더 유연한 몸과 상쾌한 마음을 자기게 될 것이라 확신합니다. 그 이후에는 밴드 필라테스의 탁월한 효과에 운동 습관이 저절로 생길 거에요! 다른 운동들과 마찬가지로 필라테스도 지속적으로 꾸준히 하는 것이 정답임을 잊지 마세요. 독자 여러분 모두 탄탄하고 멋진 몸과 건강한 정신을 갖게 되길 기원합니다.

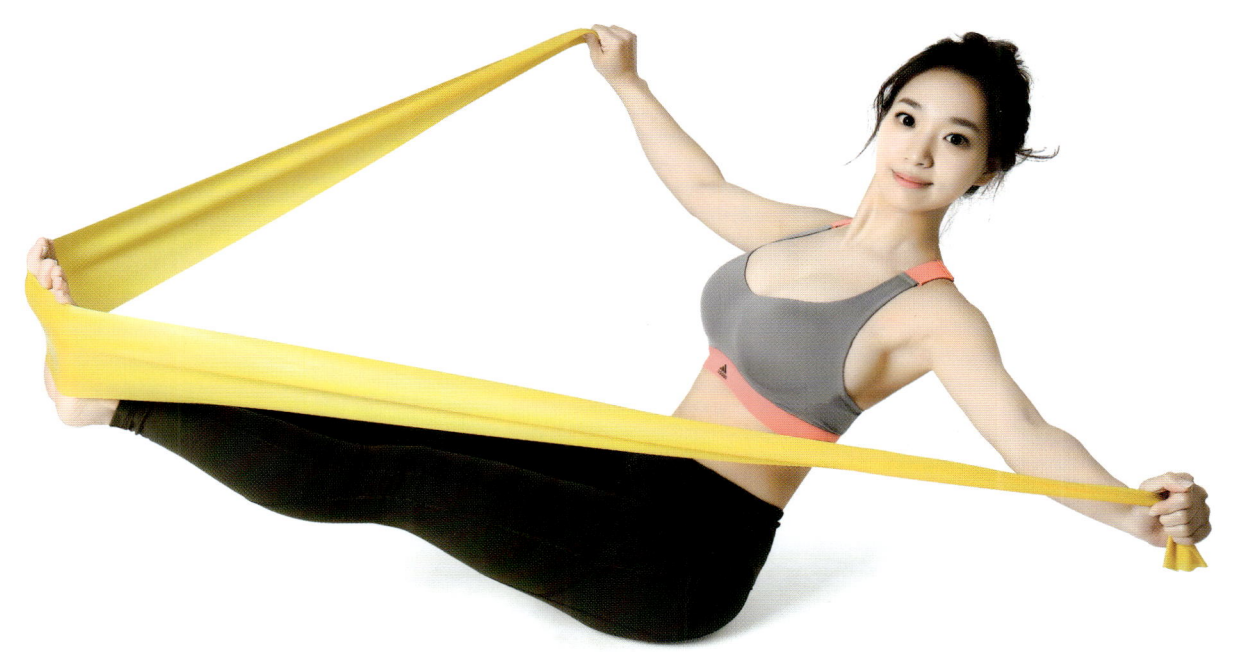

밴드 필라테스 교과서
가장 간편하고 효과적인 필라테스 스트레칭

초판 1쇄 발행일 2019년 4월 12일
1판 1쇄 발행일 2019년 4월 15일

발 행 처 프로제
발 행 인 김영두
지 은 이 김은아
주   소 부산광역시 수영구 광남로 160-1
팩   스 070.8224.4322
이 메 일 proje@doowonart.com
등록번호 제333-2013-000008호

ISBN 979-11-86220-32-0

본서의 무단전재 또는 복제행위는 저작권법 제136조에 의하여 5년 이하의
징역 또는 5천만 원 이하의 벌금에 처하게 됩니다.

낙장 및 파본은 구매처에서 교환하여 드립니다. 구입 철회는 구매처 규정에 따라 교환 및 환불처리가 됩니다.

© 김은아 & 프로제, 2019